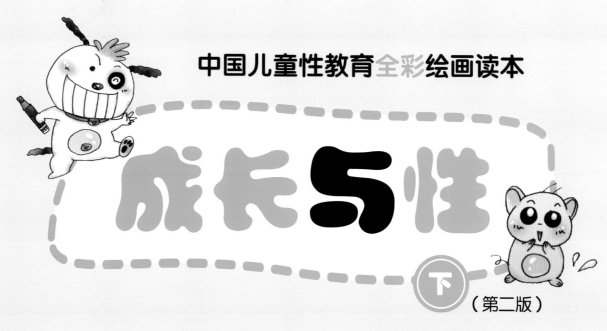

中国儿童性教育全彩绘画读本

成长与性

下

（第二版）

胡萍 著

科学出版社

北京

内 容 简 介

本书采用儿童喜爱的全彩绘画版，以图文并茂的形式让儿童懂得：预防性侵害、青春期生理和心理会发生变化、预防艾滋病、拒绝毒品、正确对待传媒中的性信息……

本书的内容是在作者与儿童充分交流的基础上，经过丰富和升华而来。语言简单易懂，是一本孩子自己能够看得懂的书，同时也是一本能帮助父母回答孩子"尴尬"问题的书。

本书适合10—13岁的孩子及其家长阅读。

图书在版编目（CIP）数据

成长与性. 下册 / 胡萍著. — 2版. — 北京：科学出版社，
2016.6（2023.11重印）
（中国儿童性教育全彩绘画读本）
ISBN 978-7-03-048473-4

Ⅰ.①成… Ⅱ.①胡… Ⅲ.①性教育－儿童读物
Ⅳ.①R167-49

中国版本图书馆CIP数据核字（2016）第117751号

责任编辑：张 展／责任校对：伍 玲
责任印制：罗 科／封面设计：蜜桃&宾果工作室

科学出版社 出版
北京东黄城根北街16号
邮政编码：100717
http://www.sciencep.com
安徽芜湖新华印务有限责任公司印刷
科学出版社发行 各地新华书店经销

*

2004年9月第 一 版 开本：890×1240 1/16
2016年5月第 二 版 印张：6 1/2
2023年11月第四十三次印刷 字数：72 000

定价：35.00元

CHENGZHANG YU XING

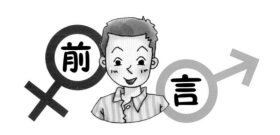

前言

　　我是一个男孩的母亲。自从我有了儿子以后，我希望我的孩子从小懂得生命、懂得爱、懂得保护自己。我的儿子与所有孩子一样，从三岁就开始了对自己生命来源的追寻："妈妈，我从哪里来？"而我和许多母亲一样，当对孩子进行爱与生命教育的机会来临时，我却尴尬得不知道从何开口。作为母亲，我一直希望能够有一本孩子看得懂的性健康教育读本，当孩子们问"妈妈，我从哪里来？""妈妈，为什么男孩和女孩小便的地方不一样？""妈妈，为什么女孩的胸部比男孩大？""什么是月经？""男孩的遗精是什么？""什么是强奸？"时，父母们可以坦然地拿出这本书，平静而自然地"照本宣科"，回答孩子们的提问。

　　我曾经是一名儿科医生。在我做医生时，曾遇到一个刚出生6天的小婴儿，婴儿的两眼布满脓液，无法睁开。由于他的母亲患有性病，他刚来到这个世界，也成了一个性病患者，我不知道他的双眼还能不能看到这个世界。面对他母亲无奈而又痛苦的眼神，我不知道该对她讲什么，现在对她讲解如何预防性病，或许已经晚了。

　　我曾经是一位临床医学讲师。至今，我也无法忘记在卫生学校工作时的一个学生。因为恋爱，她未婚怀孕后，到一家无资质的私人小诊所做人流时死亡。她还未满18岁，在学校学习过妇产科，懂得基本的医学知识。然而，她却不懂得如何保护自己。让我心痛的是，我做了她一年半的专业课教师，教她治病救人，却没有教过她珍爱自己。我常常在想：如果她还是我的学生，我应该怎么做才能够让她信任我，在她怀孕后需要帮助的时候，会毫不犹豫地来找我！

2001年9月，为了陪儿子上学，我来到成都外国语学校附属小学做校医。因为一位六年级学生家长的提议和陶宏知校长的支持，来到学校一周后，我开始为小学六年级的孩子讲授性教育课，就此走上了研究儿童和青少年性教育之路。在2001～2005年期间，我在该小学进行了1～6年级孩子的性健康教育课堂教学研究，与不同年龄阶段孩子交流关于性、关于生命、关于爱情、关于保护自己不受性侵害等话题。由此收集到了不同年龄阶段孩子的共同问题，我希望孩子们能够有一本性教育的教科书，帮助自己更好地理解性的成长是生命完整成长的重要组成部分。

2004年，《成长与性》上、下册由科学出版社出版发行，了却了我作为母亲和教师的心愿。迄今为止，这套书已经发行了整整十二年，深受广大读者的喜爱，让成千上万的孩子和家庭得到了帮助。《成长与性》是一套完整的儿童性教育系列书，图文并茂，孩子自己能够看懂，还能够在父母与孩子之间轻松搭建交流性话题的平台，是父母对孩子进行性健康教育最好的助手。

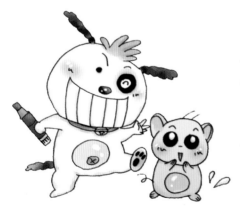

为了帮助父母利用好这套书，特此提出以下建议：第一，父母要根据孩子的年龄购买此书，5～9岁的孩子适合看《成长与性》上册，10～13岁孩子需要购买《成长与性》上下册；第二，在给孩子看《成长与性》之前，父母要先看一遍，为与孩子沟通

书中的内容奠定基础；第三，父母需要认真阅读我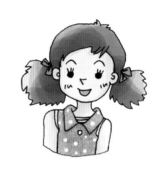
的《善解童贞》系列书籍，帮助父母更好地理解儿
童性教育原则和内容。希望《成长与性》能够帮助
孩子学会爱，学会尊重，学会保护自己！

在此，我要感谢陶宏知校长多年来对我的理解和支持！感谢科
学出版社对我的信任和支持！

胡　萍

2016年3月　于深圳

如果您需要帮助，可以与我联系。

邮箱：huping1963@qq.com

胡萍老师新浪博客：http://blog.sina.com.cn/hupingcd

胡萍工作室网站：http://www.ihuping.com

 胡萍工作室
微信公众平台

 善解童贞
微信公众平台

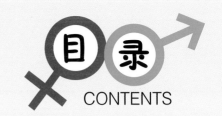

目 录
CONTENTS

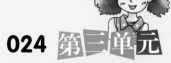
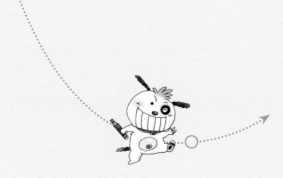

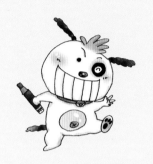
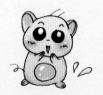

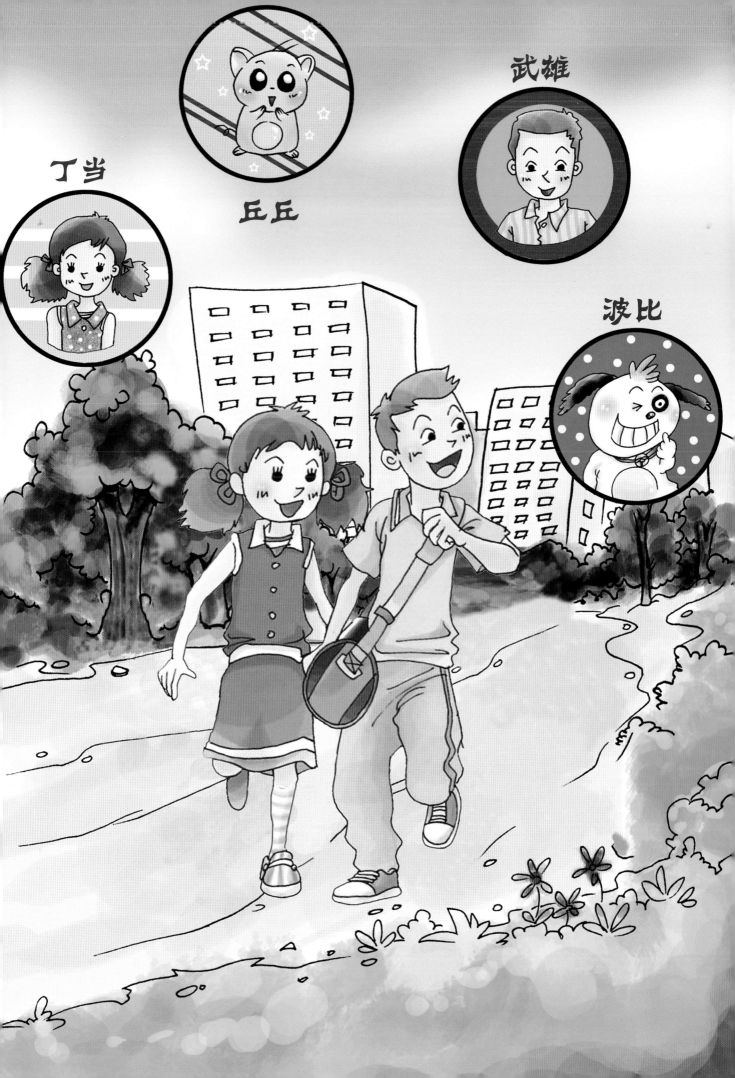

丁当

丘丘

武雄

波比

第一单元
预防性侵害

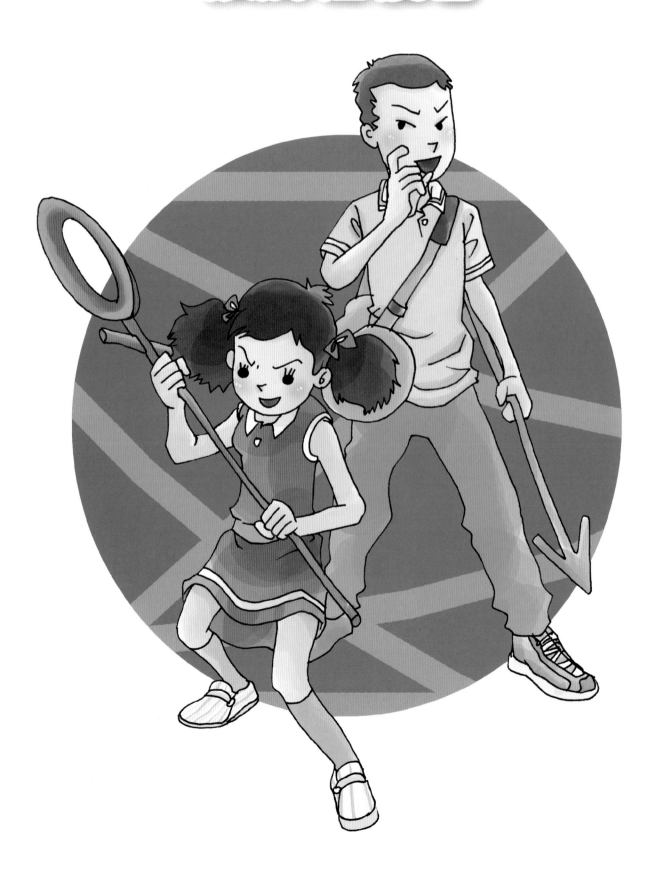

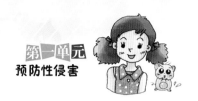

什么是性侵害

性侵害与我们身体的隐私部位密切相关。女孩身体的隐私部位主要是胸部、臀部、生殖器官部位。男孩身体的隐私部位主要是臀部、生殖器官部位。性侵害的行为包括身体接触和非身体接触。

身体接触：指罪犯为了满足自己的性欲，用手或身体的其他部位接触被侵害人的隐私部位。比如，用手抚摸被侵害人的生殖器官。罪犯以生殖器官接触被侵害人的生殖器官，这种行为在法律上称为强奸。

非身体接触：指不以身体接触的形式对被侵害人进行性侵害。包括：强迫或引诱被侵害人看罪犯的生殖器官，强迫或引诱被侵害人露出隐私部位，强迫或引诱被侵害人拍摄裸体照片或视频，对被侵害人讲非常下流的话等。

除了强奸以外，其他的性侵害行为在法律上称为猥亵。无论什么样的人，只要他对别人有性侵害的行为，就会受到法律的制裁。如果是对儿童进行性侵害，法律将会严惩罪犯。

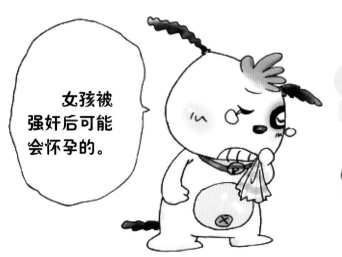

女孩被强奸后可能会怀孕的。

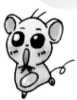

被强奸后可能会感染艾滋病和性病。

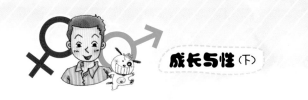

儿童性侵害是指14岁以下未成年人所遭受的任何违背个人意愿，或者在不知道实情而同意的情况下发生的性活动。

儿童的自我保护能力较弱，容易受到性侵害。对儿童进行性侵害的人，不同性别、不同年龄、不同职业、不同长相、不同社会地位的人都有。在2014年公开报道的性侵儿童案例中，熟人性侵儿童案占87.87%，这些熟人包括教师、邻居、亲戚、同村人等。而被陌生人性侵害的孩子相对较少。

许多人认为，只有女孩才会被性侵害，男孩不会被性侵害。在儿童被性侵害事件中，男孩被性侵害的事件越来越多。对男孩进行性侵害的人可能是男性，也可能是女性。无论男孩还是女孩，都会成为罪犯性侵害的对象。

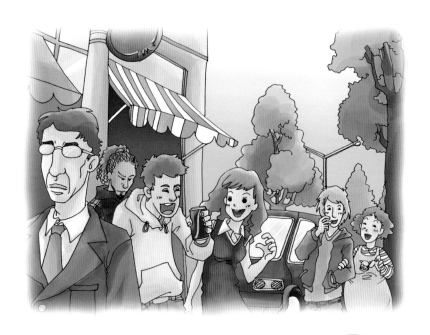

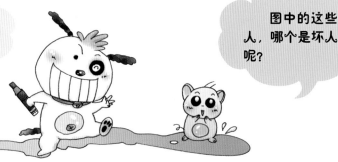

坏人的额头上没有刻上"我是坏人"哦！

图中的这些人，哪个是坏人呢？

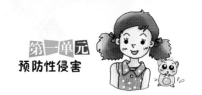

当然，只有极少数的人会对儿童进行性侵害。我们身边绝大多数的亲人、朋友和老师是爱我们的，他们在对我们表达爱意时，会拥抱或亲吻我们，使我们感觉非常愉快，这不是性侵害。

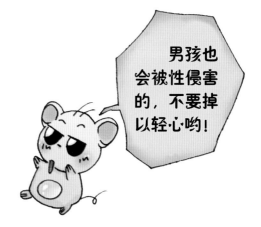

男孩也会被**性侵害**的，不要掉以轻心哟！

与他人身体接触时，如何区别什么样的接触是表达爱意的，什么样的接触是对我们不怀好意的呢？如果与他人身体接触时，对方的手在你的身体隐私部位摸来摸去，或用身体的某个部位接触你的隐私部位，这个人的行为就是对你进行性侵害。你要立即想办法离开，并将这件事告诉父母。

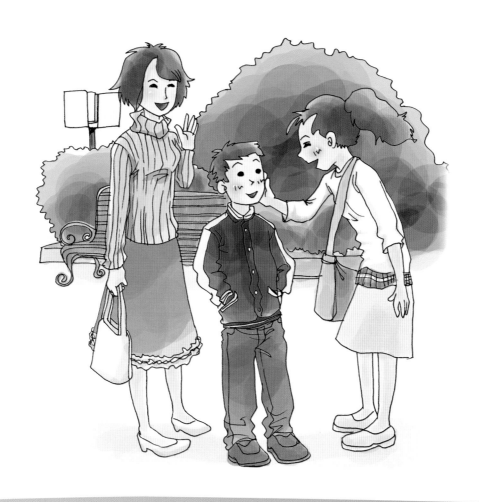

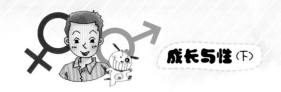

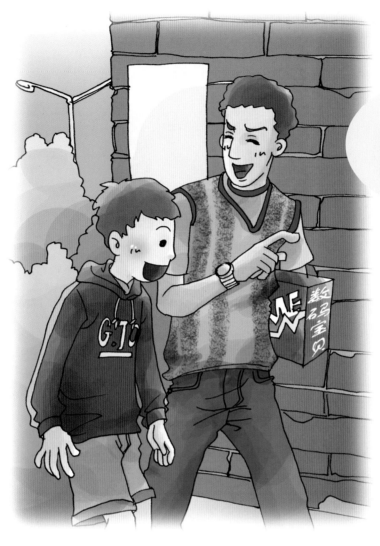

罪犯利用儿童弱小，不懂得保护自己，采用威胁、恐吓、暴力等手段，强迫儿童与他发生性行为；或采用给钱、送玩具、买好吃的东西，哄骗儿童与他发生性行为；或利用情感，比如孩子的老师、亲戚、父母的朋友等就是利用了儿童对他们的信任，对儿童进行性侵害。另外，还有罪犯利用儿童对性的好奇，引诱他们观看色情视频、画报、照片或登录色情网站，并趁机对他们进行性侵害。

因此，那些不懂得什么是性侵害、贪图小利、容易被人哄骗、缺乏自我保护意识和能力的儿童，容易成为罪犯的目标。

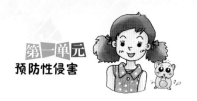

儿童被性侵害后受到的伤害

身体的伤害

如果女孩被罪犯强奸，有可能怀孕，女孩需要到医院接受人工流产手术（医生通过手术的方式，把女孩肚子里的孩子拿掉）。这个手术是痛苦的，对女孩的身体也是一次严重的伤害。

无论男孩和女孩，被性侵害后，可能被传染上性病、艾滋病或其他疾病。

罪犯还有可能弄伤孩子的生殖器官。

心灵的伤害

被性侵害的孩子，心灵伤害是巨大的，会产生极度焦虑、恐惧、低自尊感，会感到有罪和耻辱，出现睡眠障碍、多梦、食欲降低等表现。有的孩子还会出现对他人进行性侵害的行为。孩子可能还要承受来自亲人、朋友和同龄人的责骂、冷眼、嘲弄。这样的阴影可能伴随孩子一生。有的孩子因为不能承受这些巨大的压力，甚至结束了自己的生命。

有的孩子被性侵害后，不敢把事情告诉父母，害怕受到父母的责备和打骂。这会使孩子再次受到罪犯的性侵，被反复伤害的孩子将陷入深深的自卑与无助的深渊。

给父母的话

1. 如果孩子遭遇了性侵害，不要责骂孩子，他们需要的是爱，是安慰，是安全感，是理解和宽容。他们需要在父母的关爱中走出恐惧和犯罪感的阴影，重建自己的自尊和自信。很多孩子受到性侵害，父母有很大的责任，因为父母从未告诉过孩子如何保护自己。

2. 父母要寻求心理医生的帮助，使孩子走出被性侵害的阴影，才能有效地帮助孩子。

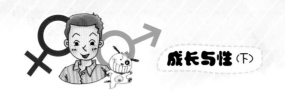

3.父母寻求法律帮助和寻求心理医生的帮助一样重要。有的父母在孩子受到性侵害后，只重视了法律的帮助，但却忽略了对孩子的心理帮助。

给孩子的话

如果遭遇性侵害，你要知道这不是你的错，你一定要将事情告诉父母。如果得不到父母的信任，也不能放弃，要将事情告诉你信任的成年人，比如老师、亲戚，直到有成年人相信你，你才会得到保护。

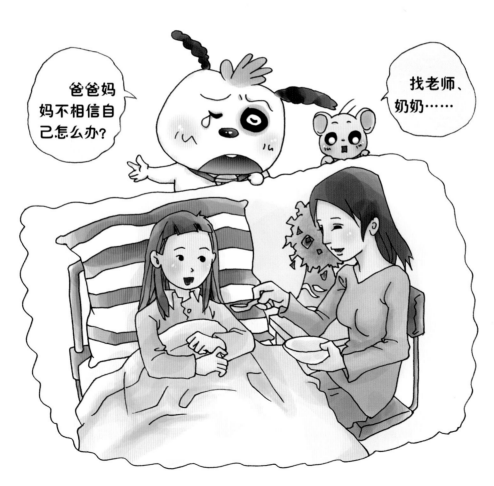

学会保护自己

1.如果遭遇性侵害，要想办法机智地离开罪犯。

2.在人多的地方遇到性侵害，可以大声呼救。

3.如果在僻静人少的地方遇到性侵害，尽量不要激怒罪犯，不要大声呼救，否则，会给自己带来生命危险。孩子们要记住：在反抗罪犯时，一定要把保护生命安全放在第一位。

4.不要与异性亲戚或朋友太长时间地单独呆在一个房间。如果有性侵害的迹象，要大胆拒绝，并想办法尽快离开，还要把事情告诉爸爸妈妈。

5.如果老师对你有性侵害的行为，要想办法离开，并将事情告诉爸爸妈妈。

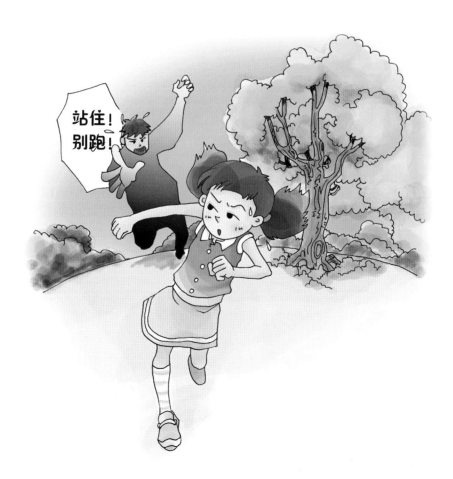

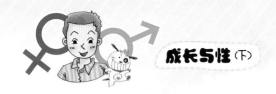

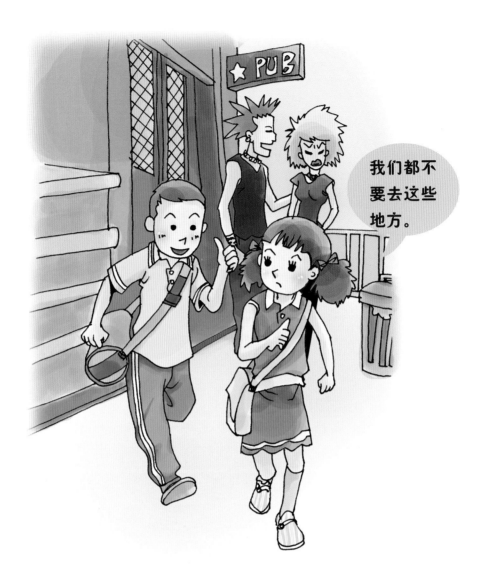

6. 不要贪图小利，不要随便接受别人的礼物。

7. 不要和异性开有关"性"的玩笑，不要和异性谈论有关"性"的话题。在聊天工具上也不要涉及性话题。

8. 不要到舞厅、酒吧，那里不适合儿童玩耍。

9. 不要看有色情内容的书刊和视频，不要登录色情网站。不要轻易与网上认识的"朋友"约会。

10. 与父母闹别扭时，不要离家出走，离家出走的孩子容易落入坏人的手中。

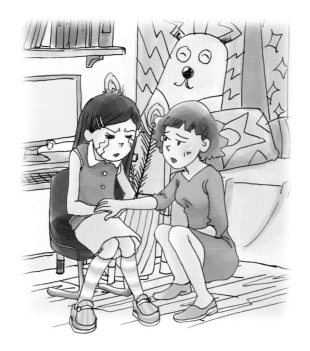

1.告诉自己的父母

一些孩子由于缺乏自我保护意识和能力而遭受了性侵害。许多孩子被性侵害以后，由于受到罪犯的威胁，不敢将事情告诉父母。如果把事情藏在心里，会使你得不到帮助，罪犯得不到法律的惩罚，他会再次伤害你和其他的孩子。所以，如果遭受了性侵害，要做三件事情。

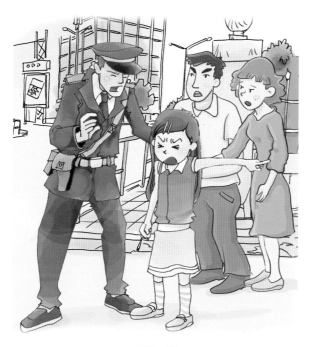

2.报　警

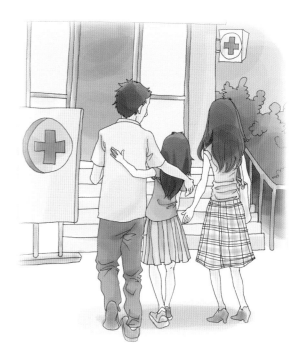

3.到医院检查

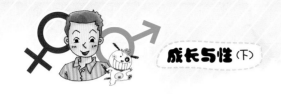

相关法律知识及案例讨论

与性侵害有关的法律知识

一、猥亵儿童罪

在我国，儿童是指不满14周岁的未成年人，包括男孩和女孩。猥亵儿童罪是指行为人以满足自己性欲为目的，对儿童进行猥亵，如抠摸、吸吮、舌舔、亲吻、搂抱、手淫等。无论行为人是否使用暴力、胁迫或其他强制手段，只要猥亵行为一经实施，就构成了猥亵儿童罪。

二、引诱幼女卖淫罪

引诱幼女卖淫罪，是指利用金钱、物质等手段诱使不满十四周岁的幼女卖淫的行为。

三、强奸罪

强奸罪，是指违背妇女意志，使用暴力、胁迫或者其他手段，强行与妇女发生性交的行为。奸淫不满十四周岁的幼女，以强奸罪从重处罚。

四、组织或强迫卖淫罪

组织或强迫卖淫罪是指以招募、雇佣、强迫、引诱、容留等手段，控制他人从事卖淫活动的行为。组织或者强迫未成年人卖淫的，以此罪从重处罚。

和爸爸妈妈一起做：

案例讨论

案例一

陈某，男，长得英俊、帅气，曾经是有名气的歌星，被聘请到一所舞蹈学校做教师。陈某利用自己是名人和教师的身份对孩子进行性侵犯，被他伤害的孩子都为11岁左右的男孩。陈某以请孩子吃饭、带孩子到公园玩、给孩子钱、送孩子游戏机等方法，把孩子带到宾馆或自己家里进行猥亵，并且威胁孩子不许告诉父母和其他人，否则就把孩子开除学校。在近一年的时间里，有十多个孩子被性侵犯，有的孩子还被性侵犯了十次以上。后来，一个孩子把事情告诉了家长，家长立即找到学校，并报警。陈某被警方抓获，并依据我国法律，受到了应有的惩罚。

案例二

刘某，男，乡村小学教师，40岁，曾经被评为优秀教师。在2001年至2002年间，对8名不满14周岁的女学生进行猥亵和强奸。他以补课、交作业、留下谈话等为理由，将学生多次骗到他的宿舍进行性侵犯，并威胁孩子："不要对别人说，否则你妈妈会杀死你。"结果没有一个女孩把事情告诉爸爸妈妈和其他人。后来，学校的一个男孩子发现了这件事，并在村里传开。2003年，刘某以强奸罪、猥亵儿童罪被判处死刑，2003年5月被执行死刑。

讨论：

一、陈某和刘某是以哪些方式使儿童上当的？

二、这些儿童为什么会上当？

三、孩子们为什么不把事情立即告诉父母？如果他们立即把事情告诉父母，结果会有什么不同？

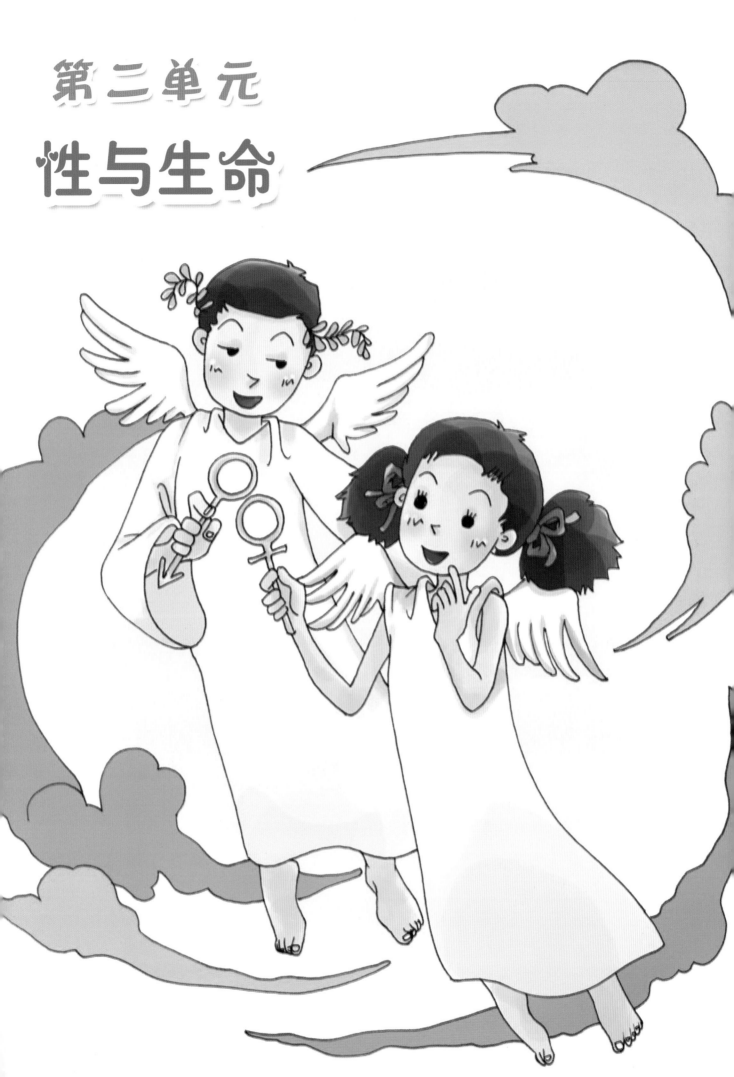

第二单元
性与生命

　　人类生命的延续与性密切相关，创造人类新生命的器官，我们叫生殖器官。男性和女性的生殖器官都分为外生殖器官和内生殖器官。外生殖器官是我们的眼睛能够看到的，比如男孩的阴茎、女孩的阴部；内生殖器官是我们眼睛看不到的，比如女孩的子宫、卵巢，男孩的睾丸和精囊。

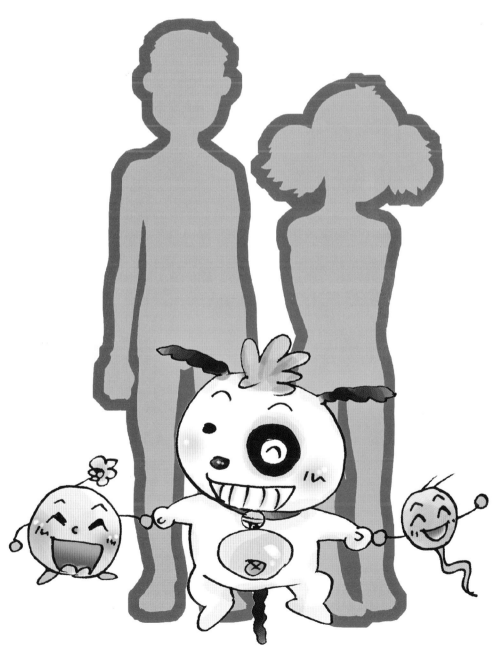

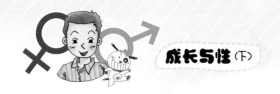

成长与性（下）

女孩内生殖器官

女孩的内生殖器官位于下腹部。

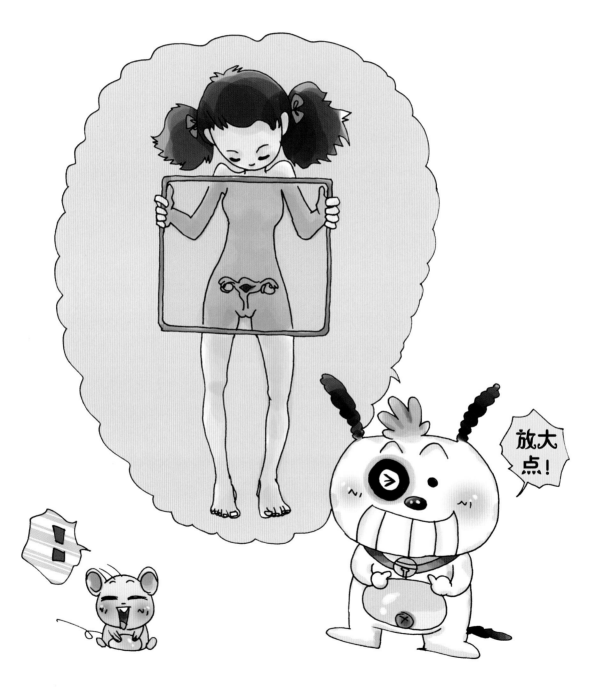

放大点！

 016

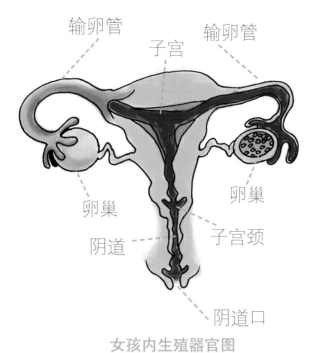

输卵管　子宫　输卵管

卵巢　卵巢

阴道　子宫颈

阴道口

女孩内生殖器官图

子　宫：是胎儿在妈妈肚子里生活的宫殿。胎儿要在这里居住270天左右，随着胎儿在妈妈肚子里慢慢长大，这个宫殿也慢慢变大。胎儿离开这个宫殿后，它会逐渐恢复到原来的大小。

卵　巢：每个女孩正常情况下有两个卵巢，左右各一个。卵巢对女孩非常重要，卵巢产生的雌性激素，使女孩具有女性特征，比如乳房发育、皮肤滑柔、嗓音细润等。

女孩出生时，卵巢中便有了很多的卵细胞，这些卵细胞都是未发育成熟的。进入青春期发育后，未成熟的卵细胞在雌激素的作用下开始成熟。一般情况下，每个月只有一个卵细胞发育成熟，并排出卵巢，这就是排卵。一个女人一生中大约要排出400个左右的卵细胞。成熟的卵细胞与精子结合，就能够产生新生命。

输卵管：是卵子从卵巢排出后停留的地方。

阴　道：阴道一端通往子宫，一端为阴道口，与外界相通。阴道是我们生命的通道，当孩子在妈妈的子宫里发育成熟后，通过阴道来到人世。

在阴道口处，有一薄膜，叫处女膜。有的女孩处女膜较薄，在运动的时候就会破裂，这对身体没有什么影响，也不会流很多的血，一般没有什么感觉。

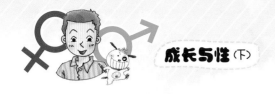

男孩内生殖器官

男孩的内生殖器官位于下腹部和阴囊里。

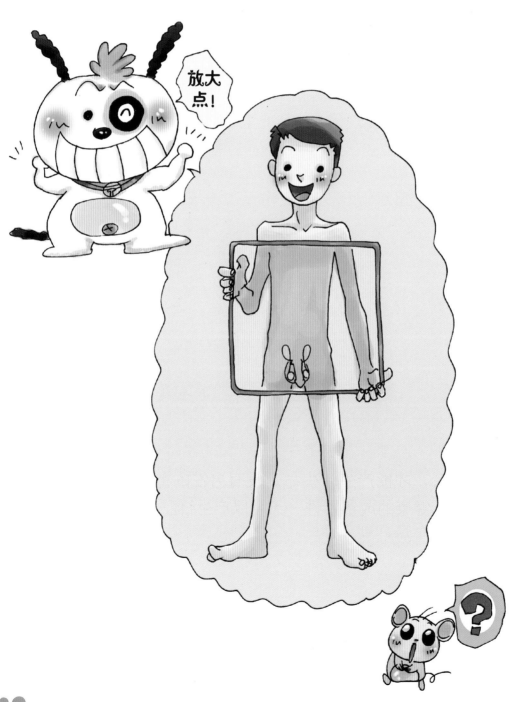

放大点！

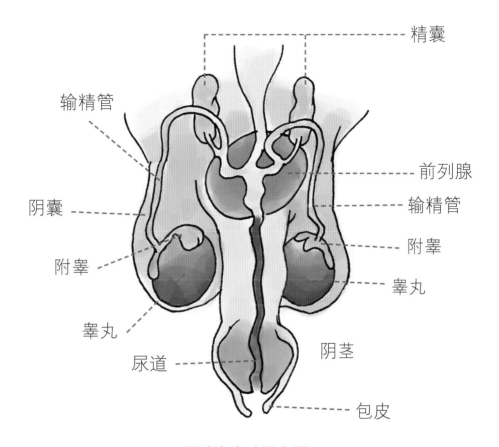

精囊

输精管

前列腺

阴囊

输精管

附睾

附睾

睾丸

睾丸

尿道

阴茎

包皮

男孩内生殖器官图

　　睾　　丸：位于阴囊内。男孩进入青春期后，睾丸会产生雄性激素和精子。雄性激素使男孩长出胡子、喉结、体毛，变得肌肉强壮、有力等，使男孩具有男性特征。睾丸产生的精子与卵子结合，才能产生新生命。没有男性的精子，女性就不会怀孕。一个健康的成年男性一天可以产生1亿～2亿个精子。

　　输精管：睾丸产生的精子通过输精管输送到精囊储存。

　　精　　囊：储存精液（精子和一些液体组成精液）。

　　尿　　道：是排泄尿液的，它不是内生殖器官。射精时，精液通过尿道排出体外。当精液从尿道排出时，尿液是不会同时排出的。

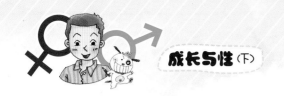

怀 孕

我们知道，男性的精子和女性的卵子结合就会有新的生命产生。精子在男性的生殖器官里，卵子在女性的生殖器官里，男性的阴茎和女性的阴道接触，精子就会进入女性的身体，和女性的卵子结合，形成受精卵，受精卵在女性的子宫里发育成胎儿。

男性和女性的生殖器官接触是创造生命的过程，没有这个过程，人类的生命就不能自然延续。这个过程是非常神圣的，也是非常纯洁的，由此，我们的生命才显得神圣和尊贵！

爸爸妈妈在创造新生命时，爸爸一次射入妈妈体内的精子有3亿～5亿个左右，但是妈妈成熟的卵子只有一个。这3亿～5亿个精子中只有一个能够与卵子结合。3亿～5亿个精子在阴道里赛跑，向子宫冲去。其中只有最强壮、最优秀、跑得最快的那个精子成就了我们的生命。一旦这个精子与卵子结合，其他的精子就没有机会了，它们会在48小时后死去。

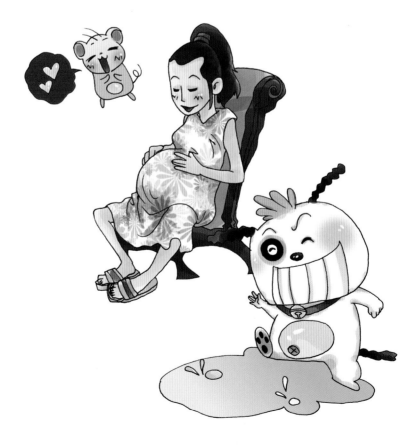

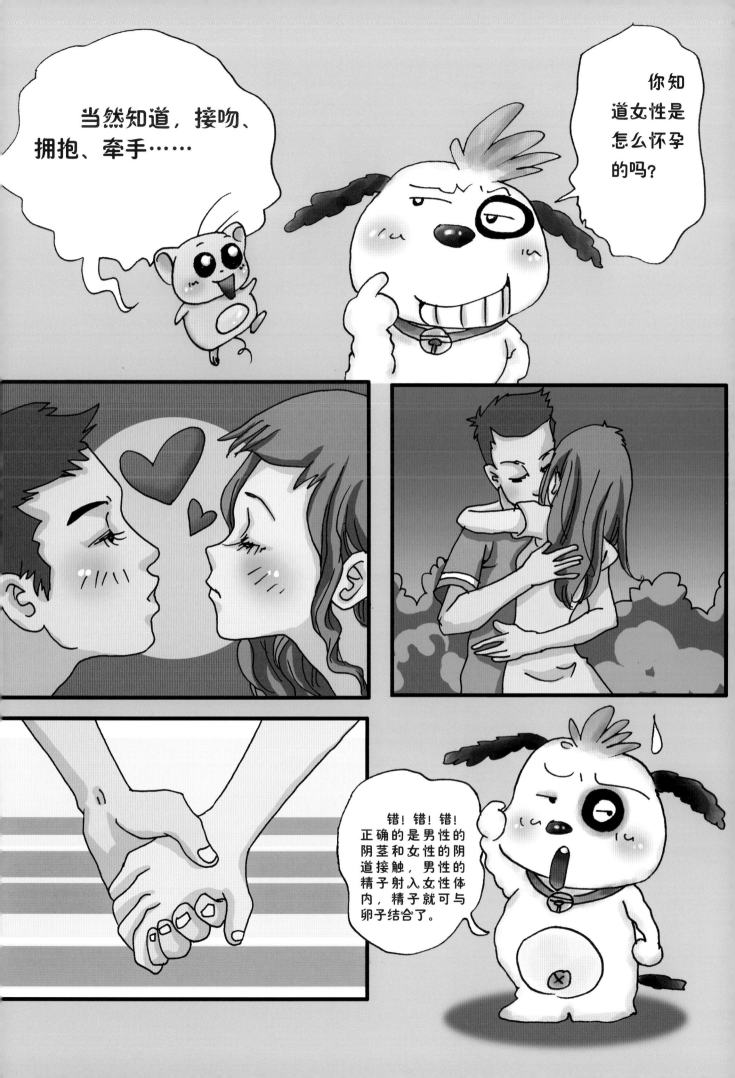

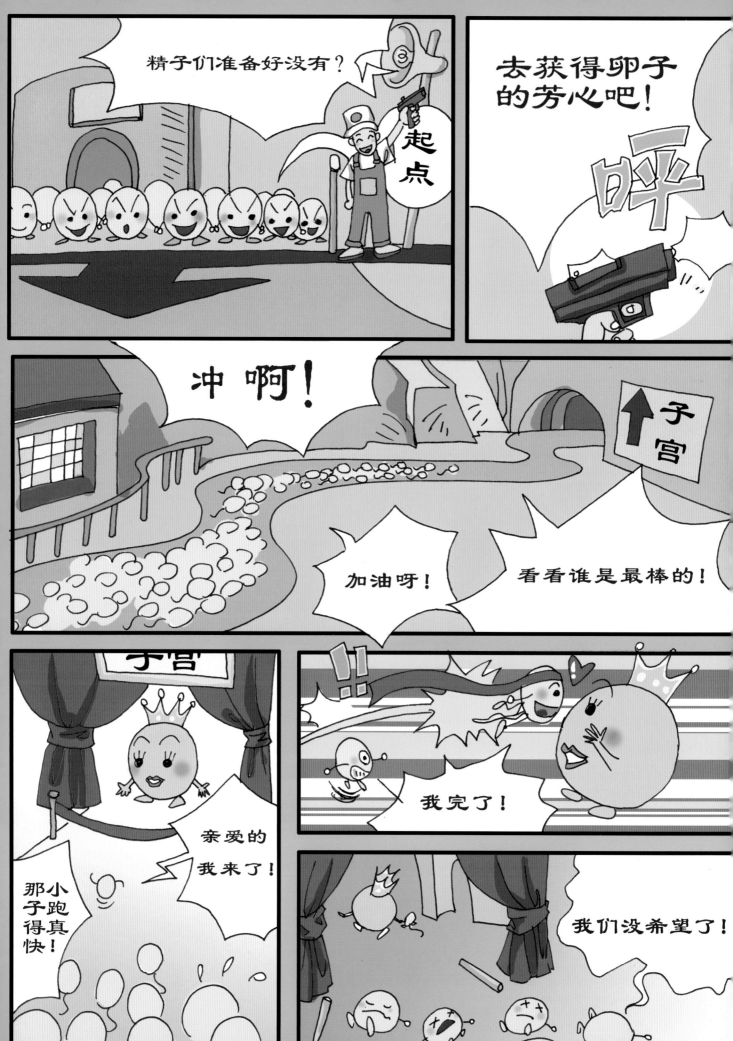

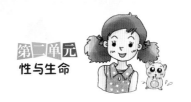

☆☆☆小 知 识☆☆☆

流 产

不是每一个生命都能够健康顺利地来到这个世界上。有的胎儿在妈妈肚子里就出现了问题，不能继续在妈妈的肚子里生活，只好通过流产结束胎儿的生命。流产包括自然流产和人工流产。

自然流产：妇女怀孕后，由于身体受到病毒、药物、环境等因素的影响，胎儿不能在子宫里继续健康成长，胚胎组织从子宫自行脱落，并经过阴道流出体外。

人工流产：也称为堕胎。通过医生手术，将胎儿从子宫分离，通过阴道取出胎儿。

近亲结婚为什么会生怪胎

近亲是指一个家族中血缘关系较近的亲戚。有近亲关系的男女结婚后，他们的后代发生畸形或痴呆的概率特别高。这是因为，两个近亲身体里可能带有同一种遗传病的基因，这种基因在他们两个的身体里是以隐性基因的形式存在，所以，他们俩是不发病的。如果他们结婚，他们后代的细胞中，这种隐性基因就可能组合在一起，呈现出显性基因的性质，后代就会发病。所以，近亲结婚后患无穷。如果不阻止近亲结婚，人口素质就会下降，不利于人类的健康发展。

性伦理

在文明社会里，性是有禁忌的。父辈和子辈之间不能有性关系。父亲或母亲不能和自己的子女有性关系，父亲不能与自己儿子的妻子发生性关系，母亲不能与自己女儿的丈夫发生性关系，亲兄妹之间不能有性关系，否则，就违背了性的伦理，就是乱伦。这是社会道德不允许的。

第三单元
青春期的生理变化

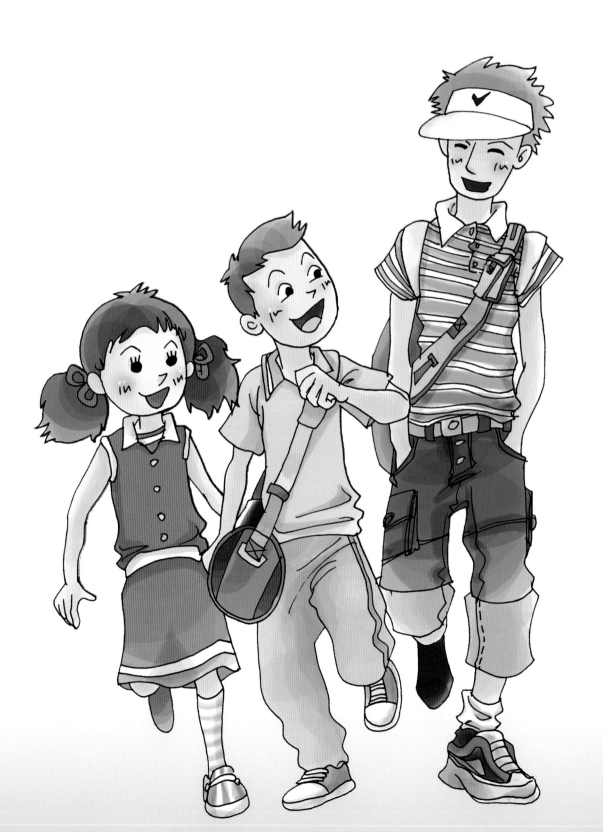

什么是青春期

青春期是一个人从稚气未脱的孩子发育成完全成熟的成年人的重要过渡时期。在青春期，人的身体和心理都要发生许多的变化。

青春期大约会持续8～10年。青春期到来的年龄：男孩从11～13岁开始，女孩从9～11岁开始。

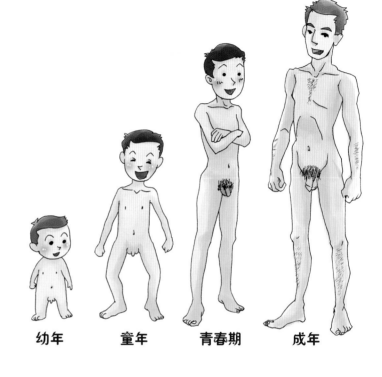

幼年　　童年　　青春期　　成年

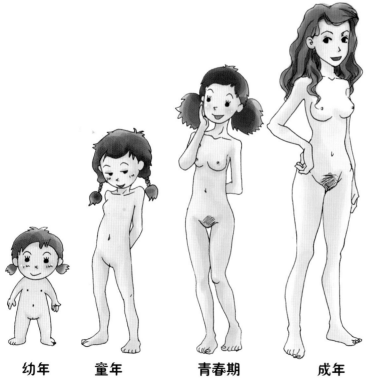

幼年　　童年　　青春期　　成年

如果一个女孩从11岁开始发育，那么要到20岁左右才能完全发育成熟。一个男孩13岁开始发育，到23岁左右身体才会完全发育成熟。

如果15岁以后无任何青春期发育的表现，应该到医院检查。

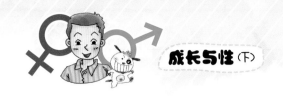

青春期身体的变化

青春期到来后，男孩和女孩身体都会发生共同变化，这些变化有：

* 身高、体重明显增加。

* 皮肤、毛发变得油亮。

* 声音发生变化。女生声音变得尖细，男生声音变得低沉。在变声阶段，你会感觉声音怪怪的，不像自己发出来的声音。特别在唱歌时，你会跑调，甚至突然发不出声

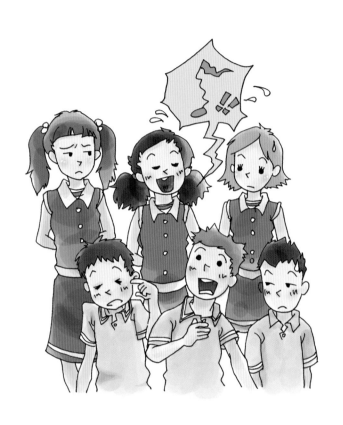

来，这些都是变声过程中的正常现象。变声期过后，这些现象就消失了。在这个阶段，要注意保护好自己的声带（发出声音的器官），不要大声吼叫，如果伤害了声带，将来说话的声音就会变得沙哑，这对你以后的学习和工作都是不利的。

* 长出腋毛和阴毛。不要随意地将自己的阴毛和腋毛拔掉，那样会引起毛孔发炎。

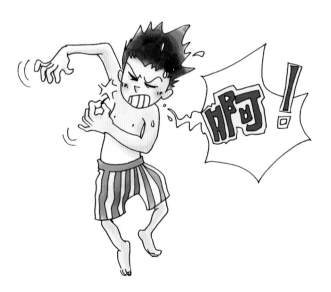

* 面部、胸部或背部长出青春痘。

青春期时，皮肤的分泌比较旺盛，分泌物阻塞了皮肤毛孔，空气中的灰尘带有大量的细菌，这些细菌使毛孔发炎，就形成了青春痘。

保持皮肤的清洁。特别是油性皮肤，每天可以洗脸2～3次，在长出青春痘的地方涂抹消炎药膏。不要用手挤压青春痘，也不能用未消毒的针挑破青春痘，这样做会使细菌进入血液，引发严重的疾病。

绝大部分孩子都会长青春痘，有的孩子长得多一些。不要因为青春痘长在脸上，就万分苦恼，青春期会有结束的时候，青春痘也会有消失的时候。

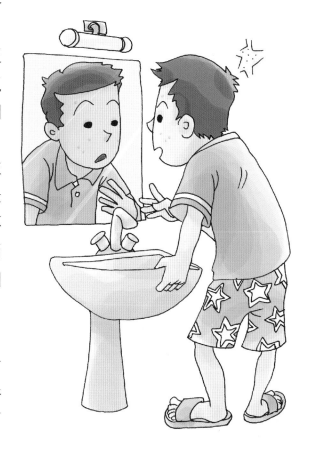

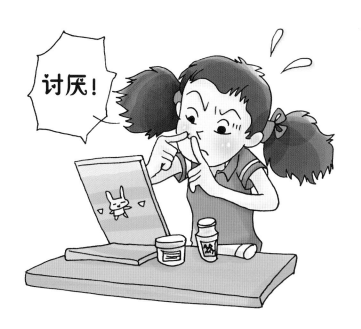

讨厌！

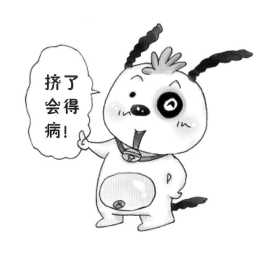

挤了会得病！

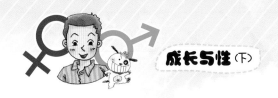

男孩青春期的变化还有：

* 出现喉结。

* 长出胡须。

* 乳头部位有胀痛和硬结。不要用手去挤压硬结处，这样做会引起疾病，半年或一年后，胀痛和硬结便会消失。

* 阴茎和睾丸变大。

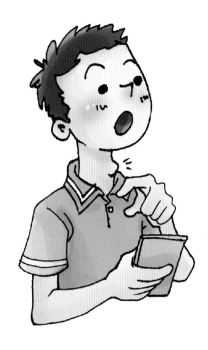

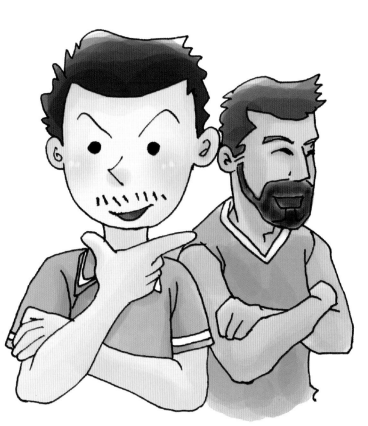

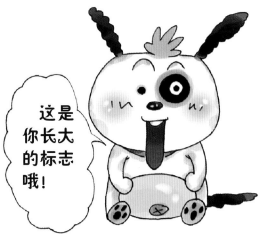

这是你长大的标志哦！

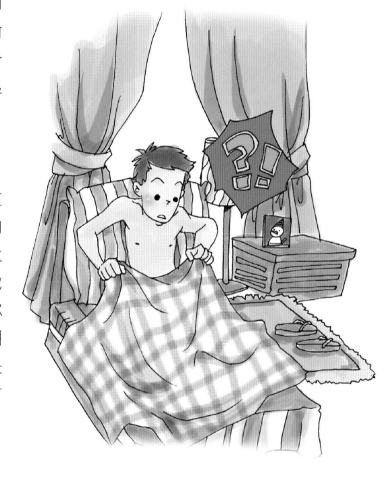

* 遗精。进入青春期后，睾丸产生的精子通过输精管到达精囊，一些腺体分泌的液体与精子混合在一起形成精液，贮存在精囊里。在没有任何刺激的情况下，精液从尿道排出，叫遗精。遗精是男孩青春期开始的重要标志，是男孩生命成长的重要里程碑。发生第一次遗精前，没有什么太多的感觉和预兆。在某一个清晨，你醒来时发现内裤上有一些潮湿黏稠的液体，或许这就是你的第一次遗精（又叫首遗）。

阴茎受到刺激后勃起，精液从尿道排出，叫射精。生殖器官的炎症刺激、穿紧绷的牛仔裤或与女性的身体接触等，都有可能出现阴茎勃起而射精。

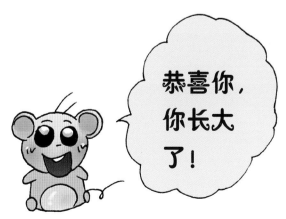

恭喜你，你长大了！

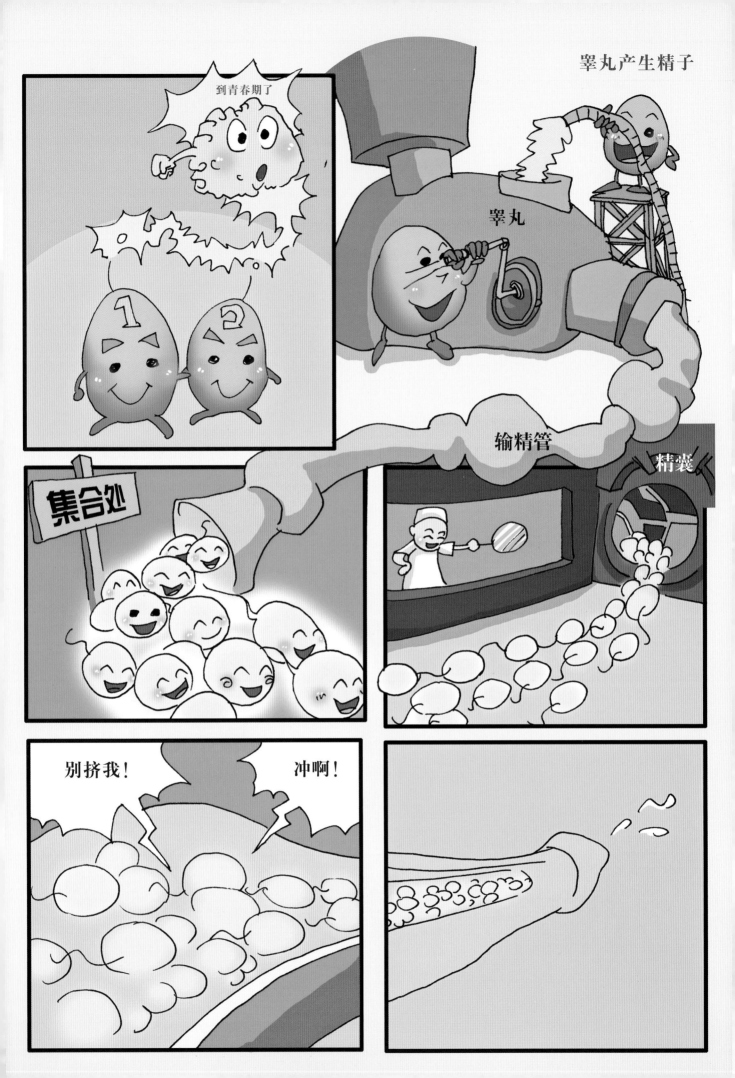

关于遗精

　　遗精是没有时间规律的，每个月遗精的次数依据个人的身体状况而定。有的人每周都会有1～2次，有的人每月只有1～2次。每次遗精精液的量约为2～4毫升，只要精液的颜色正常（鸡蛋清一样），自己又不感觉身体疲劳，就是正常的。如果出现频繁的遗精，比如每天一次或几次，应该到医院检查。

　　遗精是正常的生理现象，精液的丢失对我们身体没有影响。有的孩子认为精液中有大量的营养物质，遗精会使身体的营养丢失，对自己的身体有很大的影响，从而背上沉重的思想包袱，这是完全没有必要的。

　　遗精后要换上干净的内裤，同时清洗龟头处。如果遗精后不换内裤，会引起龟头发红发痒，这样就会经常用手抓弄生殖器官，引起生殖器官更严重的感染。

对自己的行为负责

　　当男孩开始遗精后，就具有了生育能力，如果与女孩发生性行为（生殖器官接触），就可能使女孩怀孕。

　　因此，当你与异性接触有性冲动时，要学会控制自己的性冲动，三思而后行。因为你还不能够承担这个行为带来的严重后果。

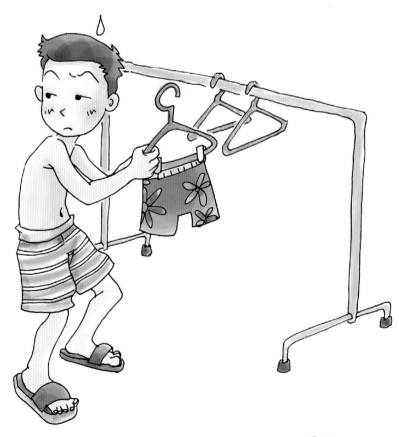

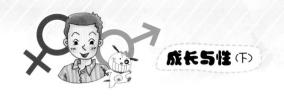

关于阴茎

　　阴茎变硬变大，叫勃起。男孩早晨憋尿时，有这种体会。男孩在婴儿时期就会有勃起的现象，青春期受到性刺激时会产生勃起现象。阴茎勃起才能射精。

　　每个人阴茎的大小不一样，就像每个人的身高和体重不一样，这与遗传、营养和男性的性激素有关。男孩刚出生时阴茎为1～2厘米，阴茎的发育要到18岁以后才结束。阴茎没有勃起时，长度超过4厘米就是正常的。阴茎勃起时，其长度可以增加一半或一倍以上。所以，只要阴茎的大小在正常范围内，现在觉得自己的阴茎较小的孩子，不必为阴茎的大小烦恼，因为你还在成长中。

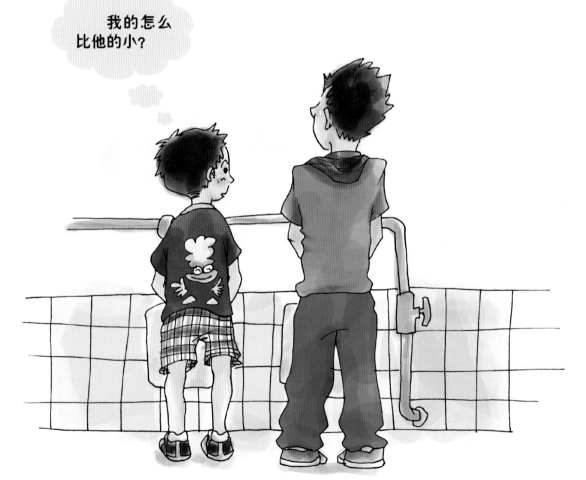

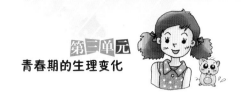

女孩青春期的变化还有：

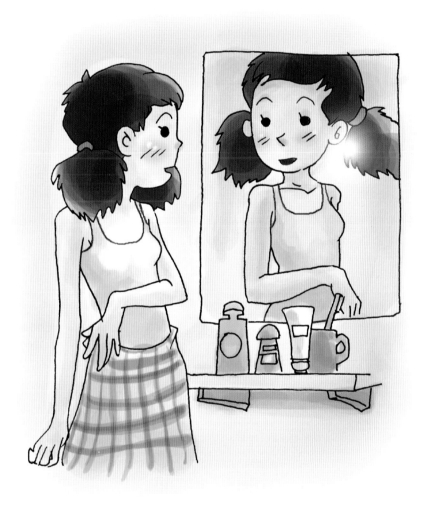

　　* 乳房部位胀痛，并逐渐变得丰满，乳头的颜色变得较深。

　　* 阴道有少量白色黏稠分泌物流出。这种分泌物俗称白带。白带有清洁阴道的作用。正常的白带像鸡蛋清一样，无色透明，或淡黄色，无臭味，量少。正常的白带不需要使用卫生护垫，只要做到每天换内裤就可以保持阴部卫生了。女孩最好穿纯棉质地的内裤。

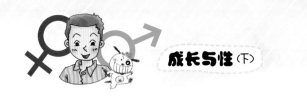

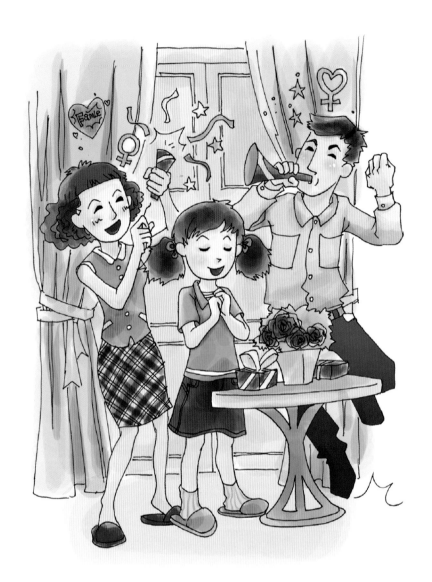

* 月经来潮。月经是女孩青春期开始的重要标志。青春期到来后，女孩身体内要发生一系列变化，使女孩每个月都要经历一次阴道有血液流出的事情，这就是月经。月经来潮是女孩一生中最重要的事件之一。

来月经是女孩身体健康发育正常的表现。爸爸妈妈会为女儿的长大感到高兴。有的家庭会为此庆祝，为女儿开一个家庭晚会，邀请亲人、朋友，共同庆贺女儿长大。

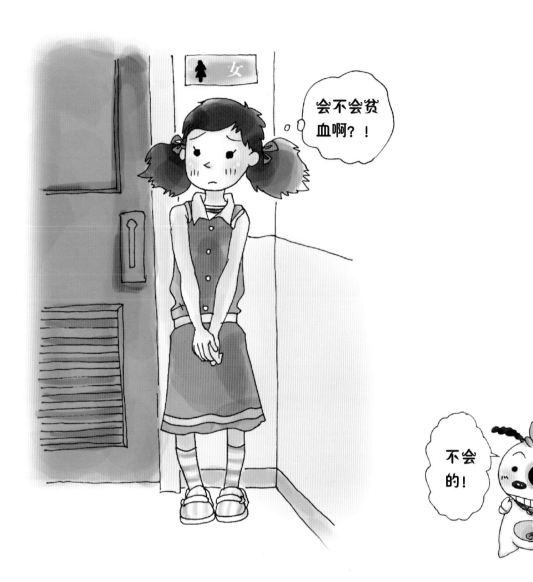

　　一些女孩认为来月经是一件羞耻的事情，这种认知是错误的旧观念导致。一些女孩担心月经的流血会导致身体贫血，影响身体健康，这样的担心是不必要的。正常月经的流血量不会影响到身体健康。

　　月经的形成与女性身体里的雌性激素、卵细胞的成熟、子宫内膜密切相关。

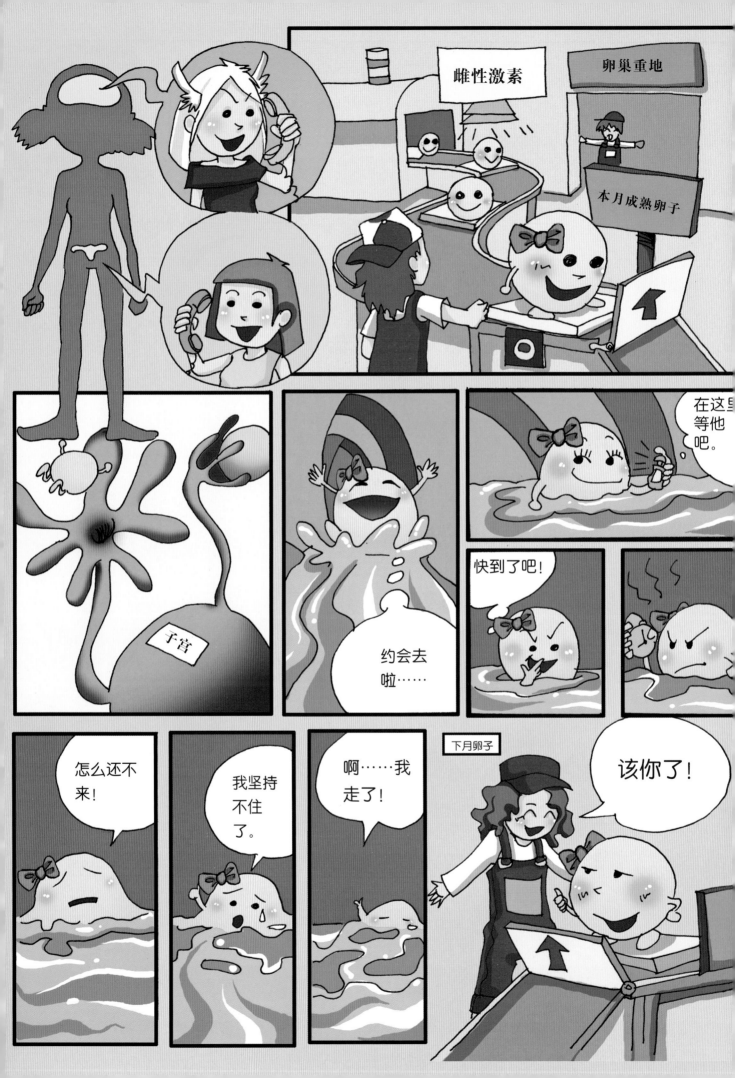

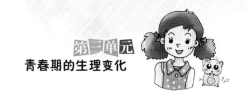

月经的形成

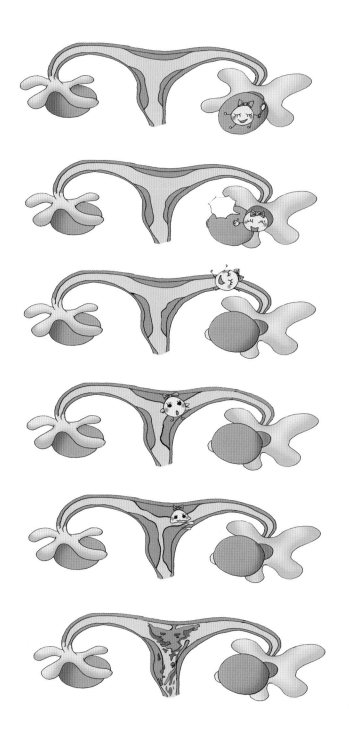

女性开始青春期发育后，每个月卵巢里有一个卵细胞成熟。

成熟的卵细胞要离开卵巢，来到输卵管。

卵细胞在输卵管中等待，如果与精子结合，形成受精卵，受精卵将移到子宫发育成胎儿。

在卵细胞排出的过程中，子宫内膜逐渐增厚，增厚的子宫内膜里有丰富的血管，准备为胎儿提供丰富的营养。

没有男性的精子进入体内，就不会有精子来到输卵管与卵细胞结合。

卵细胞离开卵巢后1～2天，如果没有与精子结合，卵细胞就逐渐萎缩了。

增厚的子宫内膜失去了作用，自然脱落，流出的血液经阴道排出身体外，就形成了月经。每次月经排出的血液大约50～200毫升。

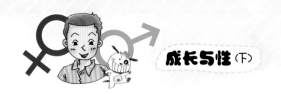

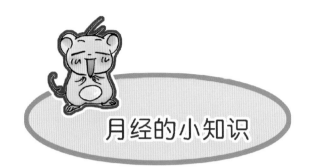

月经的小知识

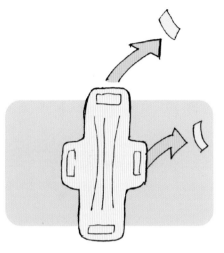

去掉卫生巾后面的纸

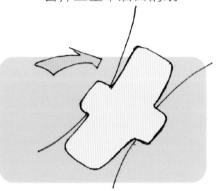

将有粘胶的一面贴在内裤上

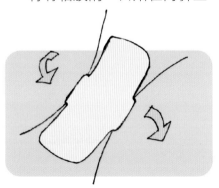

卫生巾的使用方法

1．月经周期：本次月经的第一天到下次月经的前一天为月经周期，一般为21～28天。提前或延后一周都是正常的。

2．月经开始的1～2年，周期都不稳定，有的周期超过28天，有的周期少于28天。经过2年左右，当卵巢功能发育成熟后，周期就稳定了。

3．精神紧张、疾病、减肥过度、旅途劳累等都会使月经周期紊乱。

4．每次月经的时间大约5～7天，这段时间又称为经期。

5．月经期间要使用卫生巾，卫生巾可以防止血液弄脏衣裤，使用起来方便卫生。使用的方法为：去掉卫生巾后面的纸，将有粘胶的一面贴在内裤上，使卫生巾对准阴道口，就可以了。

6．女性到50岁左右月经停止。

7．怀孕后月经停止，孩子出生后，月经又恢复正常周期。

8．每次月经会失去50～200毫升的血液，但身体不会因为正常的月经出现贫血。

月经期间的卫生

1．月经期间要勤换卫生巾，保持外生殖器官的干爽卫生，要使用干净消毒的卫生巾，以免引起阴道发炎。

2．每天要用温水清洗外阴，不要用冷水。

3．可以洗澡，但不能泡盆浴，不能游泳。

4．可以参加适量的体育活动，但不要参加剧烈的体育活动，因为剧烈的体育活动会使你的月经流血量增加，或经期延长，或出现腹痛。

5．少吃生冷和刺激的食物。

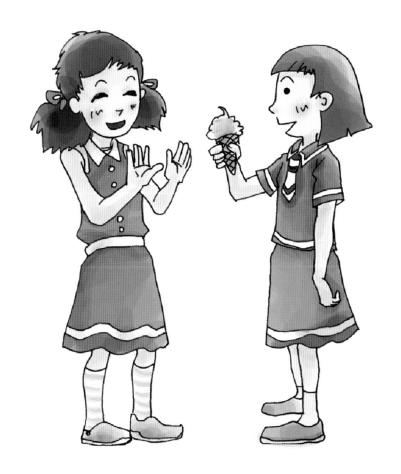

对自己的行为负责

当女孩有了月经，就具有了生育能力。如果与男性发生性行为（生殖器官接触），就可能怀孕。当你与异性接触有了性冲动时，要学会控制自己的欲望，三思而后行，因为你这时还不能承担这个行为带来的后果，怀孕会使你的身体和心理受到极大的伤害。

第四单元
青春期的性心理发展

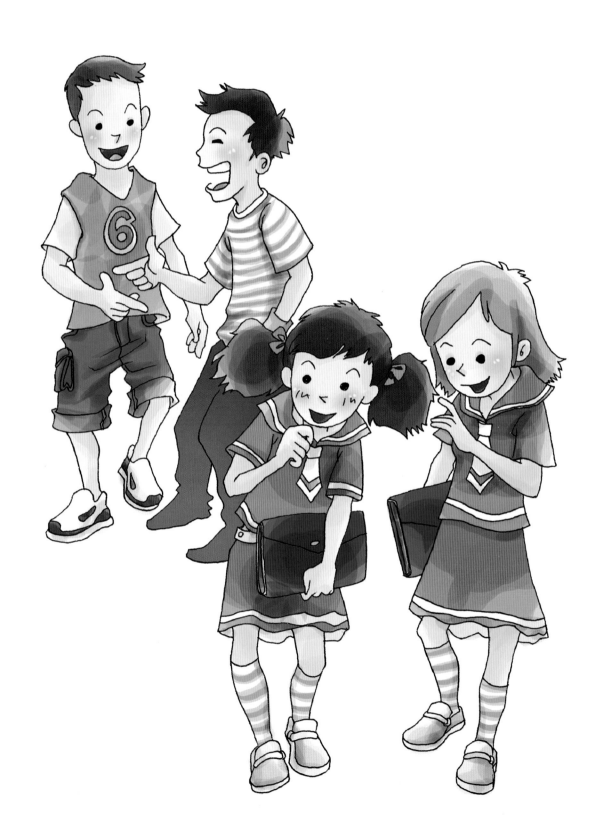

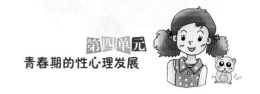

青春期性心理发展的四个时期

青春期到来后，男孩与女孩对异性情感的心理也会发生变化。青春期性心理发展的过程分为四个时期：异性疏远期、异性吸引期、异性眷恋期、选择配偶期。

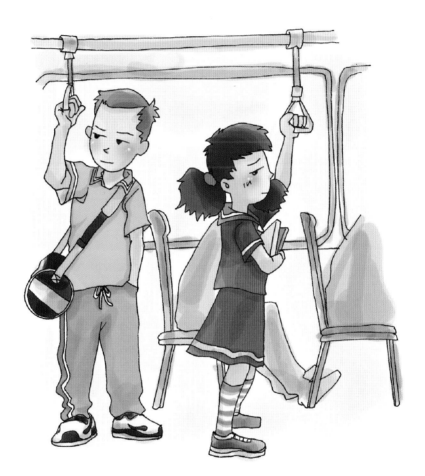

异性疏远期

10～12岁的孩子处在青春期的早期，往往表现为对异性的疏远、排斥，甚至反感。这是因为，青春期早期，男孩女孩伴随着性别意识的萌发和身体的变化，比如女孩乳房开始发育，男孩生殖器官长大等，出于害羞会有意识地回避异性，由此便产生了对异性疏远的现象。

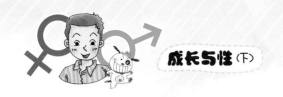

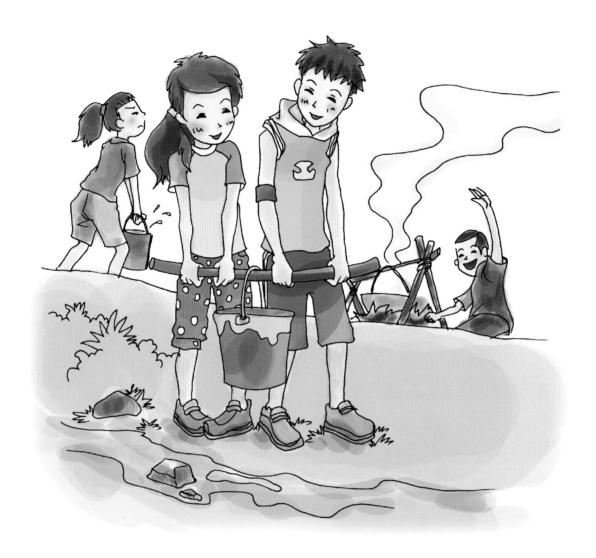

异性吸引期

　　12～14岁的孩子开始对异性产生好奇，想与异性交流，有了了解异性的心理需求，甚至对异性产生好感。这是这个时期孩子的性心理特征。他们表现出主动与异性交往，比如向异性借书或交换影碟，寻找共同的话题，关注异性的言谈举止，以自己的言行吸引异性的注意，注重自己的外表等。在这个时期，孩子喜欢参加有异性参与的集体活动，在集体活动中发现自己喜欢的异性。

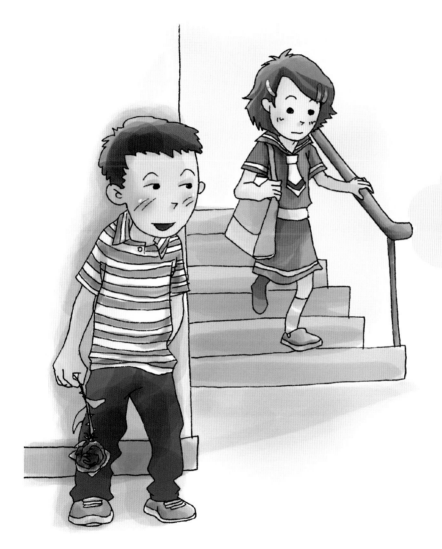

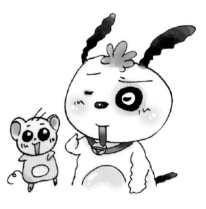

傻不傻！

　　这个时期的孩子，由于受成年人表达男女之间情感的方式的影响，他们会模仿小说和影视中的方式，向自己喜欢的异性表达情感，给异性送礼物、写情书等。孩子会认为，自己喜欢异性或许就和成年人恋爱一样，需要以这样的形式来表达。

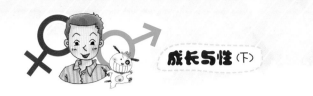

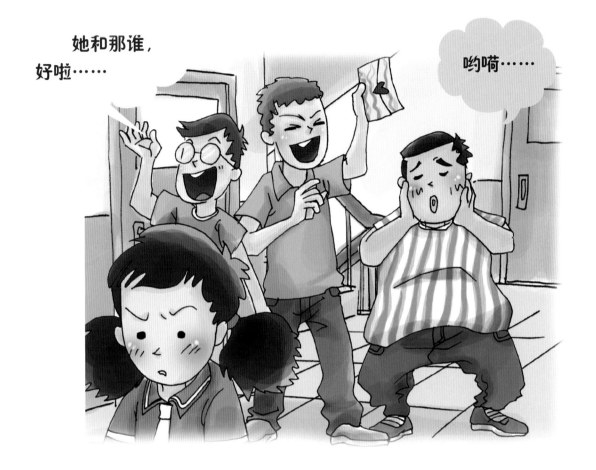

在与异性的交往中，由于双方的心智都不成熟，往往出现幼稚的举动，会造成对方的难堪甚至反感。比如，将对方的情书公开，公开嘲弄对方等，这对对方的伤害是非常大的，这样的行为可能会给当事人造成很大的精神压力。

至少她的这份感情是非常美好的，不应该被伤害。

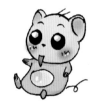

这个年龄阶段的孩子对某一个异性产生好感持续的时间不会太长。他们有充分的理由说明自己为什么那时会喜欢他，而现在不喜欢他了。这正说明了孩子在学习认识异性，了解异性，学习如何与异性相处。

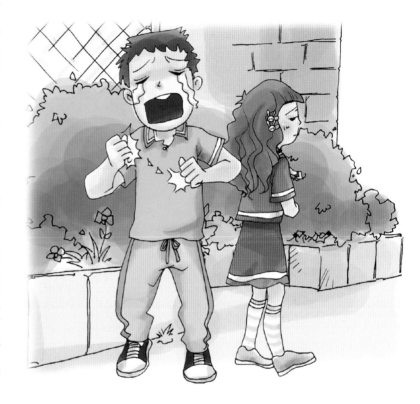

在这个过程中，有的孩子或许会受到感情的创伤，喜欢的异性不再喜欢自己了。你要知道这是你们这个年龄的孩子感情经历中必然会出现的，因为你们的心理发育还不成熟，所以不必为此影响自己对生活的态度，更不要做出伤害自己和对方的事情。

异性眷恋期

15～17岁的青少年，经过异性吸引期，对异性有了一定的了解，理想的异性模型在自己的心中形成，对符合自己理想模型的异性产生很强的情感依赖，喜欢单独和他（她）呆在一起。

选择配偶期

18～20岁的青年，随着性心理的逐渐成熟，对选择自己的人生伴侣有了一定的标准，他们将学会如何选择一个适合自己，能够与自己幸福地度过一生的人。

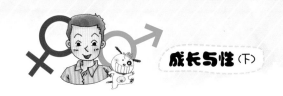

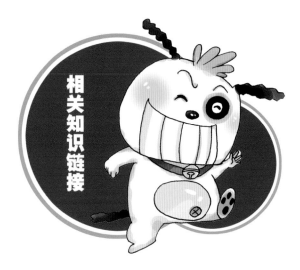

根据我国婚姻法的规定，结婚必须具备以下条件：

一、男女双方完全自愿

当你想与你所爱的人结婚时，一定要你们双方自愿，如果只是你一相情愿，或你强迫他与你结婚，这就违反了法律。

如果父母或其他人采用包办、买卖的方式，强迫你和一个你不喜欢或你根本就不认识的人结婚，这种行为也违反了法律。

二、必须达到法律规定的结婚年龄

我国婚姻法规定，男性必须满二十二周岁、女性必须满二十周岁才能够结婚。因为只有达到一定的年龄，才能为自己的婚姻承担责任。当你达到这个年龄时，你可以结婚，但并不是你必须结婚。这个年龄是能够结婚的最低年龄。如果不到这个年龄就结婚，就是违反了法律。

在我国的一些少数民族地区，男女结婚的法定年龄有一些改变，这是根据各民族的特点而决定的。

三、必须符合一夫一妻制的原则

一个男性只能够有一个妻子，同样，一个女性只能够有一个丈夫，这是婚姻法的原则。

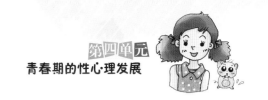
接纳自己的性别

　　无论身为男孩或女孩，我们都应该感到幸运和骄傲，因为我们战胜了3亿～5亿个对手，才来到了人世。

　　由于世俗和家庭的观念，父母对自己孩子的性别有一定的期望，有的父母喜欢女孩，有的父母喜欢男孩。如果喜欢男孩的父母恰好生了个女孩，父母对孩子的歧视态度会给孩子带来心理上的阴影，从而使孩子不接纳自己的性别。

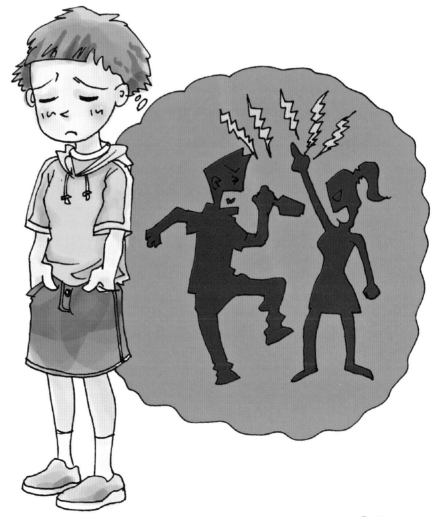

如果我是男孩，爸爸妈妈就不会离婚了。

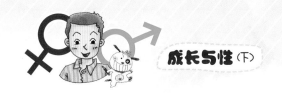

当女孩进入青春期后，一些女孩不接受自己乳房发育、月经来潮等身体的变化。受旧的意识影响，她们认为来月经是羞耻、肮脏的事情，从而产生心理压力，希望自己是男孩。

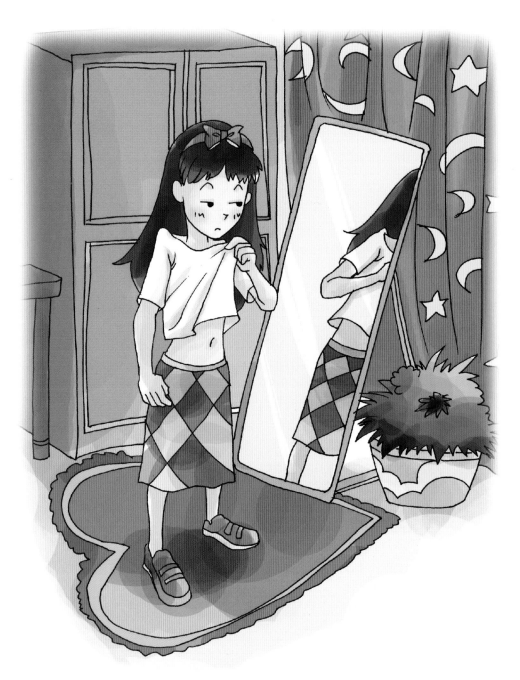

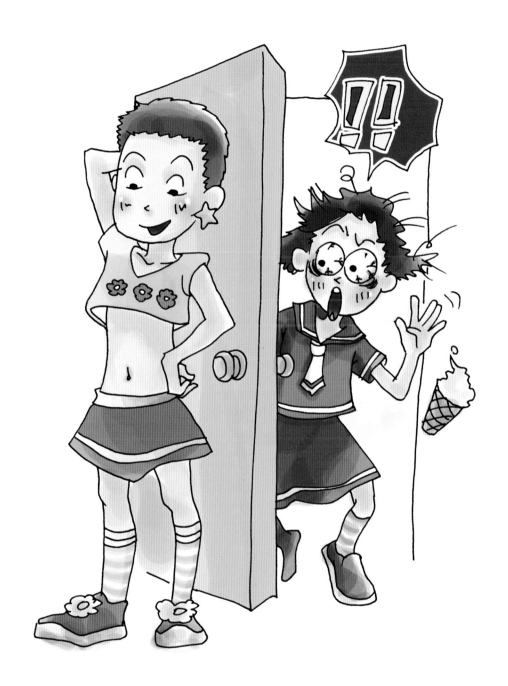

　　也有少数的男孩，在缺乏男性榜样的家庭环境中长大，他们希望自己能够像女孩一样，可以有漂亮的长发，使用各种化妆品，穿戴美丽的衣裙和首饰。他们中的一些人希望自己变成一个女孩。

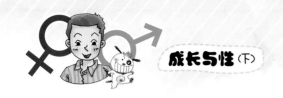

无论什么原因使你不接纳自己的性别，对你来说都是一件痛苦的事情，这样的心理可能影响你的一生。

如果你想快乐和幸福地享受生命，你不必去理会父母对你的性别的不满，因为这不是你的错，是他们决定了你的性别。对于女孩青春期身体出现的变化，要坦然地接受它，因为这些变化标志着你身体健康，你正在长大成熟，你的生命正在进入一个崭新的时期。对自己性别认识有偏差的孩子，要学会调整自己的心理状态，必要时要寻求心理医生的帮助。

相关案例

陈某，男，由于父母喜欢女孩，在他出生后父母一直将他当女孩培养，喜欢把他打扮成女孩的模样，并取了一个女孩的名字"陈小妹"。长大后，他非常希望把自己变成真正的女孩。于是在他16岁那年，在求医无门的情况下，他用刀片割掉了自己的一个睾丸。至今，他仍然没有变成一个真正的女孩。陈某不接纳自己的性别，又没有得到心理医生的帮助，一直生活在痛苦中。

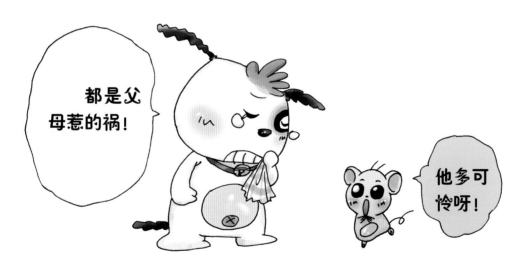

塑造美丽的自己

在这个世界上，你是独一无二的，无论你是胖是瘦，是高是矮，在别人的眼里，你的外表是美丽或是平凡。每个女孩都希望自己漂亮迷人，每个男孩都希望自己高大、英俊、潇洒，能够吸引同性和异性的目光，这固然是每个人都希望的。然而，在这个世界里，美女与俊男毕竟屈指可数，长相平凡的人占了地球人口的绝大多数。

在你成长的过程中，你会不断丰富自己的知识，不断使自己变得真诚、善良、自信、自尊、自立、自强、有爱心、有责任心，当你具备了这些优秀的品质时，无论你的外表如何，你也会得到人们的喜爱。

在我们的生活中，我们会经历许多的人和事。有的人和我们相处一段时间后，我们就不再愿意与他接触，不论他的长相是多么吸引人。而有的人长相平凡，没有惊人之处，我们却能够与他们成为好朋友，甚至会发觉他越来越美。这是为什么呢？

美的内涵既包括了我们的外表，也包括了我们的内心。我们应该从哪些方面来塑造自己的美丽呢？

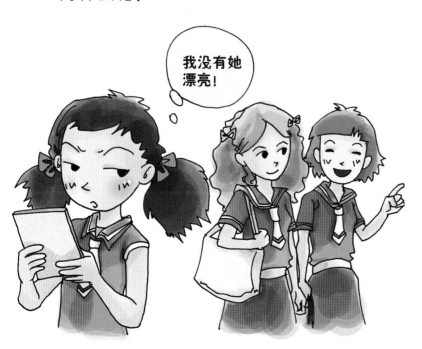

我没有她漂亮！

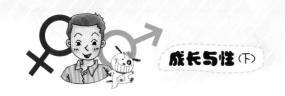

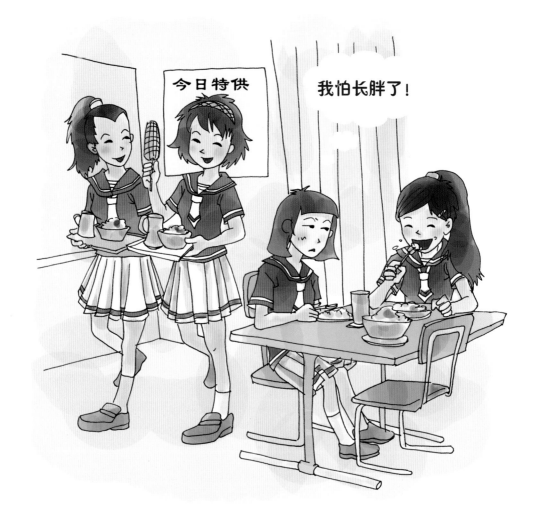

自然美

　　一个带给他人美感的人，首先是一个积极健康、充满活力的人。有的孩子怕长胖，不按正常的食谱和食量进食，以致身体发育受到影响，甚至出现疾病，比如，女孩盲目节食可导致月经紊乱、营养不良、厌食症等。以病态为美的时代早已经结束了，健康、自然的美才是真正的美。

　　健康发育的乳房是女性身体自然美的一个重要标志。在女孩青春期，盲目节食，缺乏运动会使乳房发育不充分。一些女孩含胸佝背，导致整个身体发育受到影响。

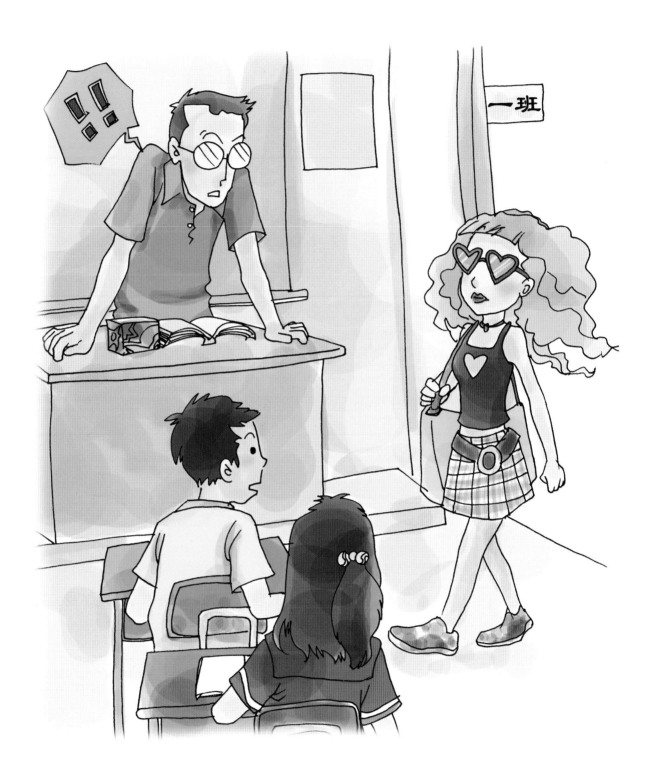

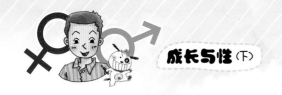

服饰美

服饰可以在一定程度上反映出一个人的文化、教育、职业和生活的背景。对服饰最基本的要求是干净整洁。

在与人交往中，服饰的干净与整洁体现了你对别人的尊重和对自己的尊重。

不同的职业和身份对服饰的要求不同，医生和教师服饰要端庄大方；演员在舞台上表演时，服饰要适合剧情的要求，要体现其艺术性；警察和军人的服饰使他们看起来英姿勃勃；对于学生来说，服饰要符合学生的身份。身份与服饰的和谐与统一，才会有美的效果。如果一个学生在学校里的穿着打扮像歌舞晚会上的演员，会是一种什么样的感觉呢？不要盲目模仿成年人的打扮，因为那样不适合你。

语言美

语言是人们相互交流的工具。语言在一定程度上可以反映出一个人的修养。文明的语言使人感到愉快和安全。

行为美

一个人的日常行为，在一定程度上反映了这个人的内心世界。一个善良、有爱心的人，一定是乐于帮助别人的人；一个疾恶如仇、坚持真理的人，一定是一个仗义执言的人；一个诚信的人，一定不会以假话欺骗他人。有美的行为，在与他人的交往中，才能得到他人的尊重与喜爱。

心灵美

真诚、善良、勤奋、诚信、宽容、自信、自尊、自立、自强、有爱心、有同情心、有责任心、不怕困难、勇于进取，在我们成长的过程中，我们要逐渐将这些要素融入自己的性格中。每个人一生中都会遇到坎坷和不如意，具备了这些性格要素，你就会在坎坷中成熟长大，而不会被生活中遭遇的困境摧毁。

人格魅力是一个人内在美的综合体现，真正持久的美是靠自己塑造的人格的魅力。

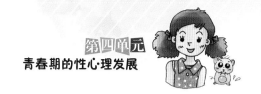

青春期异性的交往

　　青春期是男孩女孩学习与异性相处的重要阶段。进入性心理发展的异性吸引期后，男孩女孩自然会有接触和了解异性的愿望。在与异性的接触中要注意以下几点：

　　＊　相互尊重。对他人的尊重是衡量一个人文明水平的尺度。

　　＊　举止文明。在与异性交往中能做到语言文明、行为得体、自然大方、以诚相待的人最受欢迎。

　　＊　穿着得体。服装整洁、符合自己的身份就可以了，在与异性的交往时不要穿过分暴露身体的衣服。

　　＊　异性间不要传看有过多性描写的图片、书刊、视频等。

　　＊　去异性同学家里，事先要征得对方的同意。切记，不可在外留宿。

　　＊　不要随便议论男女关系的传闻。

　　＊　不要与异性随便讨论有关"性"的话题。

　　＊　不要轻信在网上认识的异性，更不能随意地与网上认识的异性约会。

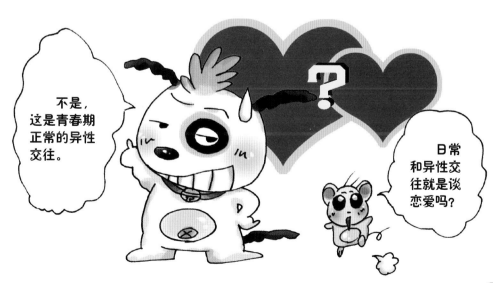

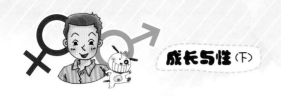

关于自慰

　　进入青春期后，随着性发育的日渐成熟，身体会产生性压力和性冲动。自慰是宣泄性压力的一种重要方式。男孩和女孩都有自慰。

　　自慰是个人的隐私，没有必要告诉别人，也不涉及个人的道德品质，不要因为自己有自慰的行为而产生犯罪感。

　　自慰有三种形式，即性幻想、性梦和手淫。

　　性幻想：幻想与自己喜欢的异性交往，比如一起游玩、看电影、拥抱等情景。

　　性　梦：在睡梦中出现同异性交往和接触的情景。

　　手　淫：用手或其他物品摩擦、抚弄生殖器官，达到性满足的行为。

　　当身体自然产生了性冲动，通过手淫宣泄性能量，缓解性压力，这是顺应生命节律和保持身心平衡的行为，有利于身心健康。如果身体没有性冲动，通过手淫寻求性兴奋，这是违反生命节律和破坏身心平衡的行为，不利于身心健康。

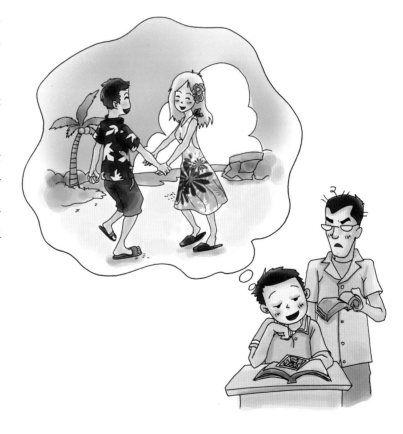

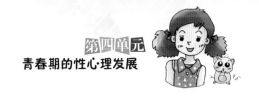

给成年人的话

　　进入青春期后，父母和老师对孩子与异性的交往异常敏感，怕孩子"早恋"，怕孩子不再把心思放在学习上。其实，和异性交往是孩子成长中的一个重要的学习环节。当孩子青春期性心理开始发展后，只要成年人能够给孩子一定的空间，尊重孩子的心理体验，同时给他们科学的引导，孩子们的生理与心理才能并行发展，才能身心健康。如果我们在生理上期望孩子自然健康地成长，而在心理上阻止孩子的发展，那样，孩子就不会有健康快乐的青春期。

　　父母的猜疑、蔑视、侮辱和有损孩子人格的语言和行为，如偷看孩子的日记、偷拆孩子的信件等，对孩子的伤害是巨大的，对心理脆弱的孩子甚至是致命的。尊重、理解、引导才是正确的方法！

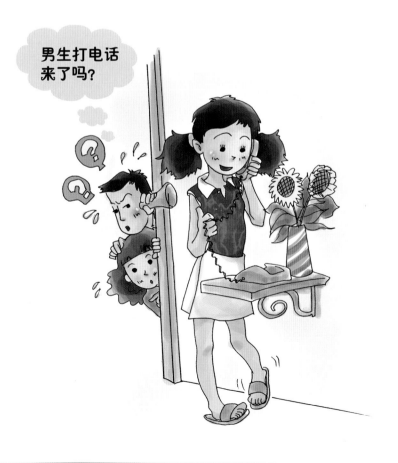

第五单元
性别角色

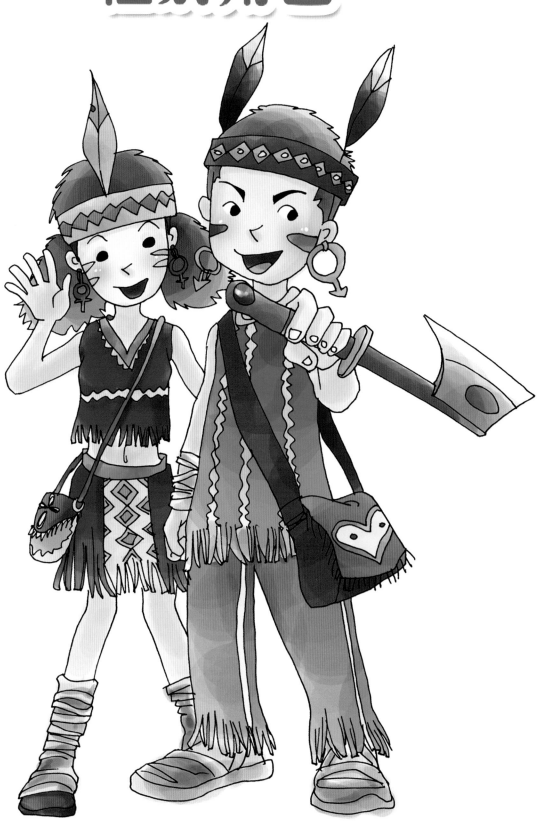

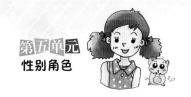

性别角色的形成

在我们生命形成的时候，我们的生理性别就已经形成了，由于内、外生殖器官的不同，我们被分为男性和女性。

社会对男孩和女孩有不同的性别角色期望，这些期望表现在家庭教育、学校教育和社会教育中。在孩子的成长中，成年人以他们的行为影响着孩子性别角色的形成。

在家庭的性别角色教育中，父母在家庭中的不同角色行为，比如妈妈洗衣服、做饭，爸爸扛米、换煤气罐等，为孩子进行了性别角色的示范。给孩子买衣服和玩具时，父母会给男孩和女孩买不同的玩具和服装。在对孩子进行教育时，父母常会对男孩说："男子汉，坚强些。"父母对孩子不同的教养方式，使孩子建立了相应的性别角色意识。

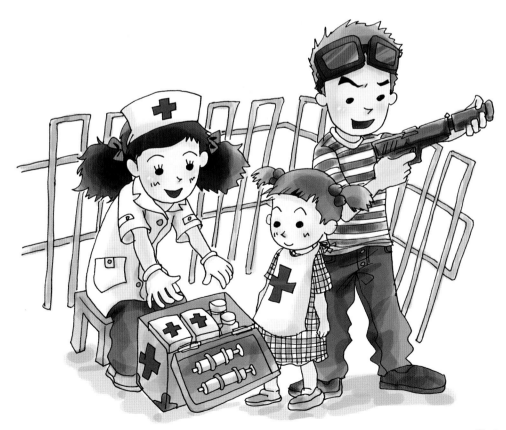

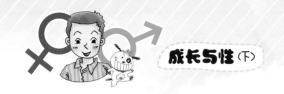

在学校里，学生在与异性交往时，男生被要求谦让女生，在集体活动中男生要主动帮助女生，男生主动干粗活、脏活、累活。对女生的要求有文静、温柔、细心、耐心等。

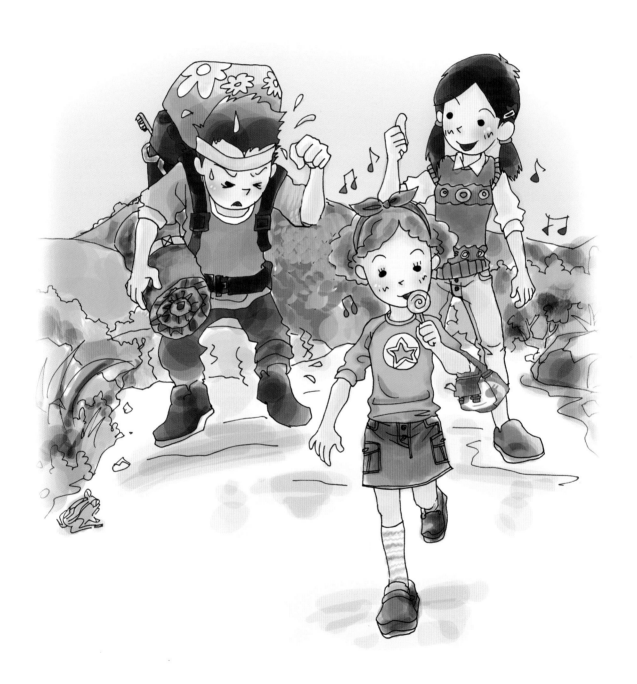

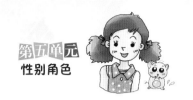

孩子们可以从现实生活和影视作品中，体会到因为性别不同，社会分工就不同。救火队员、抗洪队员、矿工、飞行员、警察，男性居多；护士、幼儿教师、餐厅服务员，女性居多。

性别角色的形成与男女两性存在生理和心理的差异有关，在职业的选择上，男性和女性具有不同的职业选择趋向。但并不是绝对的，比如，男性可以成为幼儿园教师，女性也可以成为飞行员。

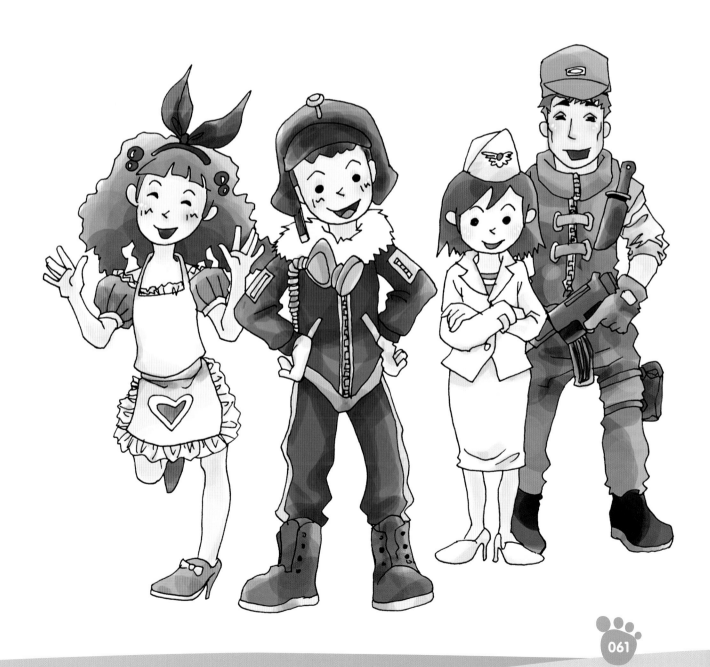

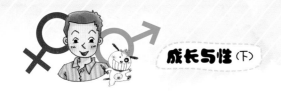

两性智力发展

男女两性在智力发展上也存在着差异。6岁之前，男孩和女孩的智力发展相差并不明显，6岁以后到青春期发育（12岁左右），女孩的智力发展较男孩快，所以，我们在小学阶段可以看到，女孩担任班级干部的比例远远高于男孩，学习成绩优秀的女孩也较男孩多。到青春期发育后，男孩的智力发展开始进入高峰，而女孩的智力发展开始放缓。进入中学后，男孩开始表现出他们的优势。一些人认为，产生这种现象的原因是女孩到中学后就变笨了，这种认识是不科学的。从总体来看，男女智力发展水平是平衡的。

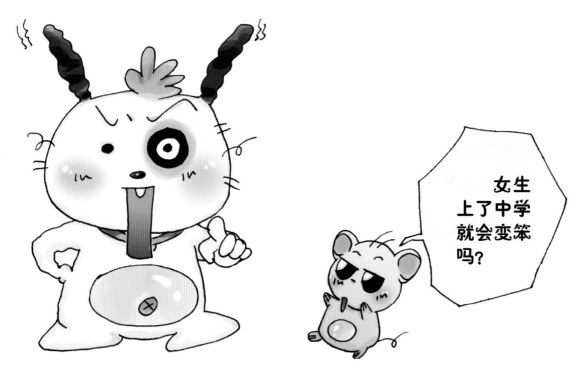

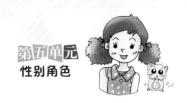

同性恋

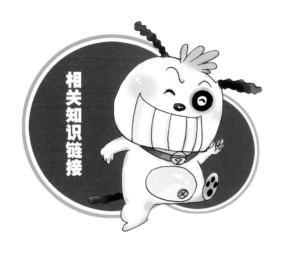

同性恋就是与自己性别相同的人建立恋爱关系，获得自己性心理和性生理的满足。

男性同性恋，其中一方有女性的心理和行为，他在同性恋中成为女性化的角色。在日常生活中，他的衣着是男性的，外表上我们不能完全确定他是否是同性恋者。

女性同性恋，其中一方具有男性的心理和行为，她在同性恋中成为男性化的角色。在日常生活中，她的衣着也许是女性的，从外表上我们不能完全确定她是否是同性恋者。

在同性恋的人群中，有些是有知识、有文化的学者、专家、教授和医生，也有一些普普通通的人。他们与所有的人一样，为社会做出自己的贡献。他们选择与自己性别相同的人作为自己恋爱的对象，这是他们的权利和自由。目前，中国的法律没有对同性恋做出任何相关的规定，只要他们不涉及违法的行为，他们享有和所有公民一样的权利。

专家们对同性恋产生的原因进行了研究。他们认为，除了先天性的因素外，如果在儿童时代生长的环境缺乏性别教育，如在女人堆里长大的男孩或者在歧视女性的环境中长大的女孩，父母将男孩当女孩养或者将女孩当男孩养，这些可能是导致他们成为同性恋者的原因。也许还存在其他的一些因素，有待进一步研究。

目前，同性恋并没有得到社会的广泛认可，因为绝大多数人对同性恋仍然不理解，甚至歧视和攻击同性恋者。同性恋者要承受巨大的压力，往往不敢公开自己是同性恋的事实，使同性恋者感到非常孤独、压抑和痛苦。

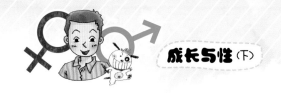

变性人

当一个人对自己的生理性别不认同时，他们会认为自己的性别与性器官决定的性别相反，这些人会产生强烈的改变自己性别的愿望。于是，他们就会选择做改变性器官的手术，也就是变性手术。做了变性手术的人，我们称为变性人。

对要求进行变性手术的人，医生都是非常谨慎的，医生要对他们进行生理方面和心理方面的严格检查，达到手术标准的，才能进行手术。

一个女性通过手术可以去掉乳房，做出男性的外生殖器官，但"他"没有男性的内生殖器官（如睾丸），身体不能产生雄性激素和精子。所以，"他"即使与一个正常的女性结婚，也不会生育自己的孩子。

一个男性通过手术可以做出乳房和女性的外生殖器官，但"她"没有女性的内生殖器官（如卵巢和子宫），身体不能产生雌性激素和卵子。所以，即使"她"与一个正常的男性结婚，也不会生育自己的孩子。

目前，变性人并没有得到社会绝大多数人的接纳，人们不能理解他们的行为。他们做了变性手术后，为了避开以前熟悉他们的人，往往离开自己的家，到陌生的地方重新开始生活。因此，变性人生活在孤独、痛苦和无助中。

在这个世界上，不是每个人都能够接纳自己的性别，只要他们没有做出伤害他人和危害社会的事情来，我们没有理由谴责他们，应该宽容地对待他们，并希望他们能够快乐幸福地生活。

太监与人妖

从许多历史剧中，我们对太监有了一些了解，他们像女人一样，说话时声音尖细，皮肤细腻，没有胡须，太监到底是怎么回事呢？

太监是中国封建社会对人的迫害造成的。在封建社会，一些家庭为了将家里的男孩送进皇宫工作，将男孩睾丸割掉。这些男孩到了青春期后，由于没有了睾丸，身体里就没有了雄性激素，所以，这些男孩没有胡须，声音尖细，没有了男性的性特征。太监在皇宫中听从皇后和妃子们的使唤，由于他们已经没有了男性的性能力，所以皇帝不会担心太监与皇后或妃子生下孩子。随着封建社会的结束，太监已经消失了，现在，我们只能在影视剧中了解太监。

人妖的形成有其历史的根源，当一些人发现人妖以自己的身体特点可以赚钱时，这些人也加入了人妖的行列。人妖是由男性形成的，根据男性自己的要求，通过手术，将其睾丸割掉，保留阴茎，在胸部做出乳房，因此，他们身体的上半部分看上去是女性，下半部分是男性（保留阴茎），所以称他们为人妖。人妖通常以女性的外表出现，通过美容手术后，穿戴上漂亮的衣物首饰，看上去可能比真正的美女还要漂亮动人。他们一般在旅游点，通过表演节目、与游客合影等方式赚钱。

第六单元
预防艾滋病

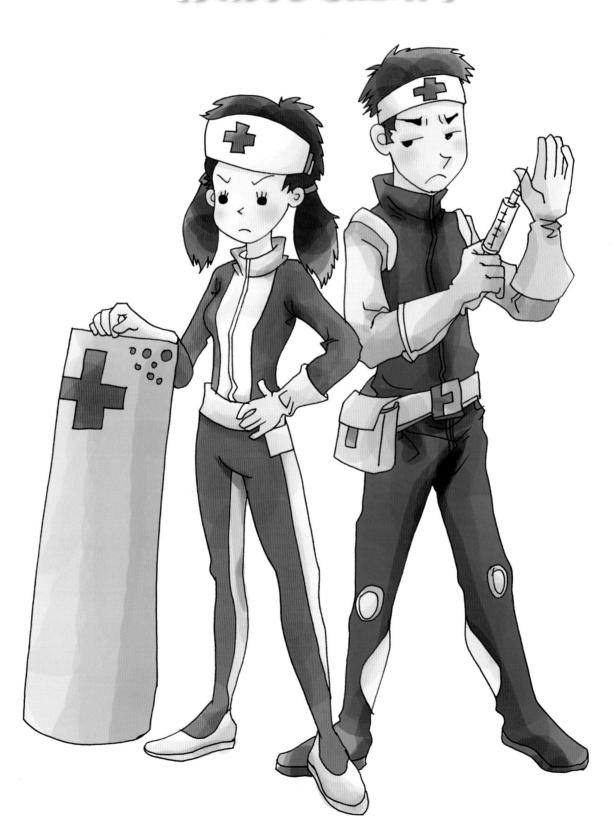

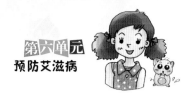

艾滋病在世界和中国的流行情况

艾滋病的中文全称是获得性免疫缺陷综合征，英文缩写AIDS。1981年美国报告了第一例艾滋病。目前，艾滋病已经在全世界范围内大流行。2015年11月，联合国艾滋病规划署发布的一份报告显示，据估测，到2014年年底，全球有3690万艾滋病病毒（HIV）感染者。到2014年年底，有约200万人新感染HIV。同时，2014年有约120万人死于艾滋病相关的疾病。不过，通过相关治疗干预，自2010年起，新发HIV病例下降了35%。

截至2015年，中国近50万人感染艾滋病，死亡15.4万例。其中，约15%为15～24岁的年轻人，目前青年学生已经成为艾滋病毒感染高发人群，国内报告年龄最小的只有14岁。2014年7月，全球专家对100多个国家的艾滋病疫情进行了分析，以感染人数、新发人数和死亡人数作为指标，将流行程度分成由高至低的十个等级。中国处于第八等级，按照中国的人口庞大基数来计算的话处于低流行，但按照感染者的绝对数量来计算的话，中国则是疫情较为严重的国家。

中国政府非常重视预防艾滋病的工作，目前，每年投入预防艾滋病的经费上亿元，社会各界人士对艾滋病患者都给予了大量的关爱和帮助。对于贫困的艾滋病病人，政府免费为他们提供药品治疗。当然，这样将花掉国家的大量钱财，使本来就不富裕的国家承担着沉重的经济负担。据专家估计：以中国艾滋病人平均死亡年龄为35岁，发病后的存活时间为3个月到一年计算，一个艾滋病病人对社会造成的总损失约为13万元。因此，预防艾滋病的工作关系我们国家的经济发展，也关系我们每个人的生活质量。

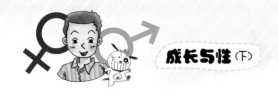

艾滋孤儿

因艾滋病而失去父亲或母亲，或失去双亲的14岁以下的儿童称为艾滋孤儿，包括已经感染艾滋病病毒的儿童。目前，世界上已有1500万的艾滋孤儿。

艾滋孤儿中的大部分孩子并没有感染上艾滋病病毒，是和我们一样健康的孩子。由于失去了双亲，他们的生活非常困难，除了政府的救助，也需要我们的关爱和帮助。

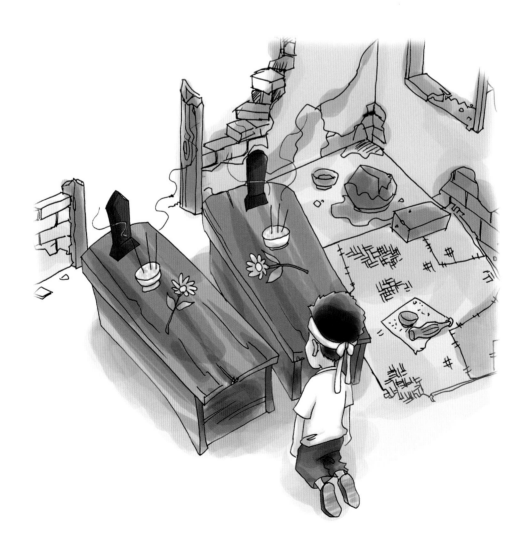

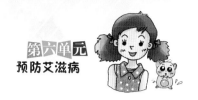

关于艾滋病

艾滋病病毒（英文缩写为HIV）

人体的免疫系统包括皮肤、黏膜、胃酸、血液中的免疫细胞等。皮肤和黏膜是人体的第一道防线，阻止病原体进入人体，胃酸会杀死通过不干净食物进入胃内的病原体，血液中的免疫细胞将与进入人体血液里的病原体斗争。人体的免疫系统就像一个国家的军队，时刻保护身体不受病原体的侵袭。

艾滋病是由人体感染了艾滋病病毒引起的，艾滋病病毒存在于人体的血液、男性的精液、女性阴道分泌物和乳汁中。艾滋病病毒进入人体后，使人体血液中的免疫细胞失去战斗力，不再对进入人体的病原体起到杀灭作用，因而对人体不能起到保护作用。人体失去抵抗病毒和细菌的能力后，被多种病毒和细菌感染，最终导致死亡。

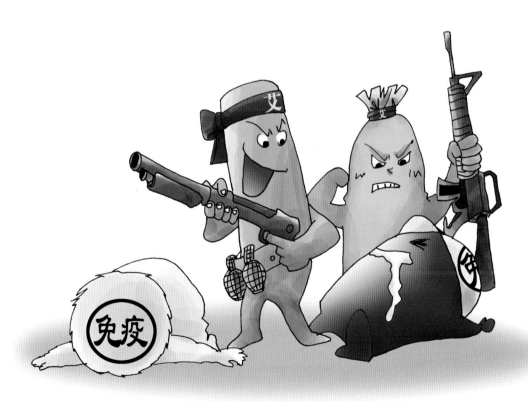

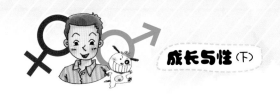

艾滋病发展的过程与表现

　　被艾滋病病毒感染初期，就像经历了一次感冒，可能出现发热、咳嗽、头痛、流鼻涕、打喷嚏等症状。这些症状与一般的感冒的症状没有什么区别。7~10天后，感冒症状消失，艾滋病病毒感染者与正常人看起来完全没有区别。此时，感染艾滋病病毒者进入了艾滋病的潜伏期。

　　在潜伏期的艾滋病病毒感染者，我们称为艾滋病病毒携带者。艾滋病病毒携带者与正常人一样生活、学习和工作，从外表上来看，他们和正常人没有区别。但是，他们却有可能将艾滋病病毒传染给其他人。艾滋病的潜伏期为1~10年。

　　当艾滋病发病以后，潜伏期就结束，进入发病期，此时患者称为艾滋病病人。艾滋病病人受到多种病毒和细菌的感染，身体各个器官和系统都可能受到细菌和病毒的攻击，导致艾滋病病人出现发热、腹泻、消瘦、肺炎、皮肤癌等病症。艾滋病病人发病后，由于目前没有药物能够治愈，一般情况下，1~2年内死亡。

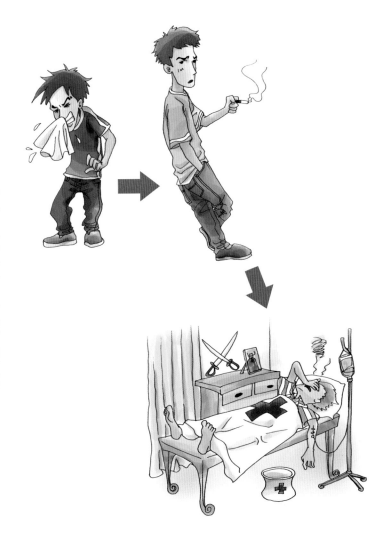

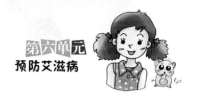

艾滋病的传播途径

　　根据艾滋病病毒在人体内存在的部位，传播途径有三种。

　　性传播：如果与身体内带有艾滋病病毒的异性或同性发生性关系，艾滋病病毒就会通过精液或阴道分泌物相互传染。

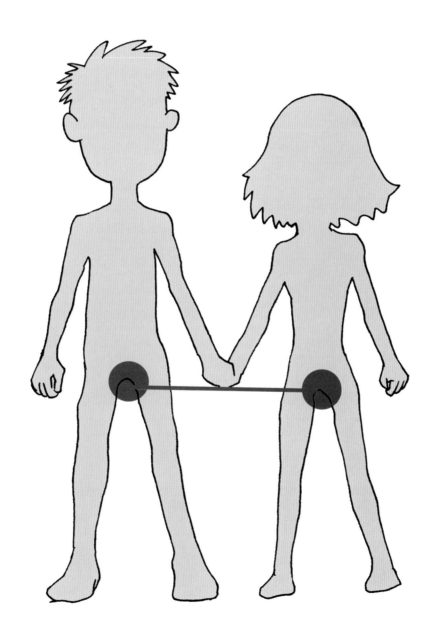

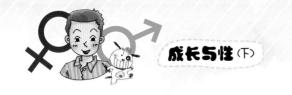

血液传播

输　　血：将带有艾滋病病毒的血液输入了人体，这个人将被感染艾滋病。

共用针头注射吸毒：将毒品用针具注射的方式注入身体内，称为注射吸毒。如果与感染了艾滋病病毒的人共用一个针头进行注射吸毒，将会被传染艾滋病。

使用被艾滋病病毒污染的医疗器械：到消毒不严的诊所看病，如拔牙、补牙、输液、注射药物等，或到消毒不严的美容店美容，如纹眉、穿耳洞、纹身等都有可能感染艾滋病病毒。

使用被艾滋病病毒污染的用品：用艾滋病人的牙刷刷牙、剃须刀剃胡须，玩被艾滋病病毒感染的注射器，到消毒不严的理发店理发，在这些行为中如果有皮肤破损的情况，容易被传染艾滋病。

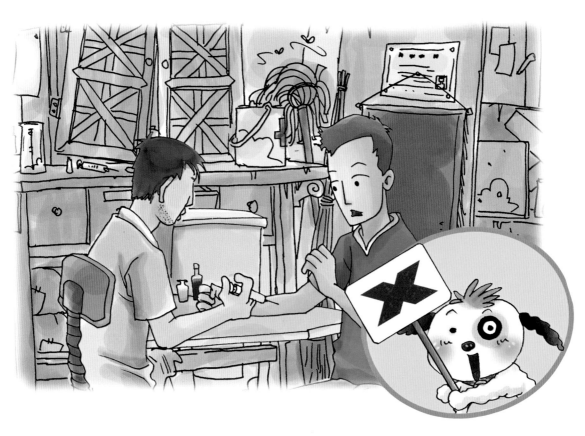

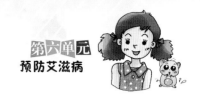

第六单元
预防艾滋病

母婴传播

妇女感染艾滋病后怀孕、生产、喂奶，都有可能将艾滋病病毒传染给孩子。

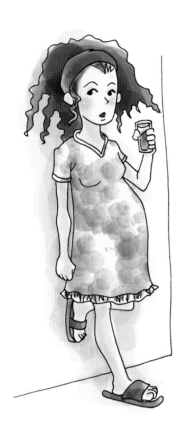

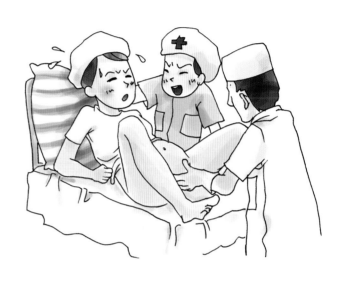

艾滋病虽然很可怕，但完全可以预防。只要我们堵住了性传播、血液传播和母婴传播这三种途径，艾滋病就很难传染给我们。

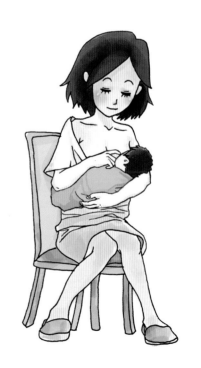

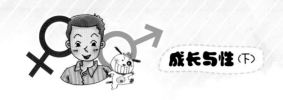

　　和艾滋病病毒携带者握手、拥抱、亲吻、跳舞、游泳、共用坐便器、共用餐具、性行为时使用安全套，是不会被感染艾滋病的。同样，到医院或家中探望艾滋病病人，与艾滋病病人同住一室也是不会感染艾滋病的。

　　蚊虫叮咬不会传染艾滋病。

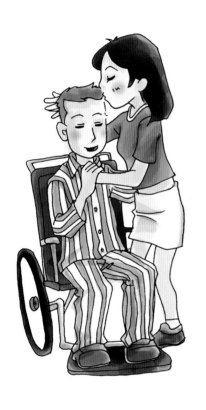

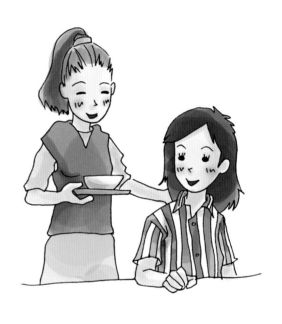

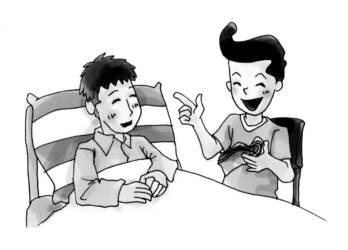

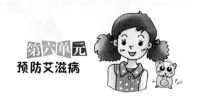

检查与治疗

如果想知道自己是否被感染上了艾滋病，可以到医院进行检查。医生抽取你少量的血液，在一个小时左右，就可以知道检查结果。做尿液检查、×射线检查或其他检查不能检查出是否感染了艾滋病。

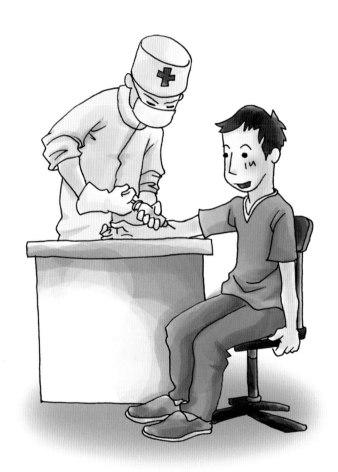

目前全世界还没有能够彻底治疗艾滋病的药物。艾滋病病毒携带者可以使用一些药物来延长发病时间、减慢病情的发展，但不能完全治好。

感染了艾滋病病毒的妇女如果想生一个健康的孩子，在医生的帮助下是能够办到的。

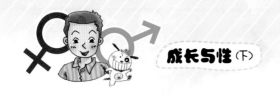

艾滋病的预防

我们可以通过注射疫苗来预防很多传染病，但是目前全世界的科学家还没有研究出预防艾滋病的疫苗，最好的预防措施就是堵住以上所说的三条传染途径。具体的做法有以下几点：

* 管理好自己的性行为，不随便与他人发生性关系，这是预防艾滋病最好的方法。

* 与异性（或同性）发生性关系前，双方应该到医院进行艾滋病和其他传染病的检测。这才是对自己和对方负责的行为。

* 当可能接触到艾滋病病毒感染者的血液时，最好在专门人员的指导下对他们的血液或者伤口进行处理。处理时要戴一次性手套，并在专门人员的指导下进行消毒处理。

* 远离毒品，因为毒品不仅会毁掉你的健康，还会毁掉你的一生。不要吸毒，不要注射吸毒，更不要与其他人共用针头吸毒。

* 不要随便使用他人用过的牙刷、剃须刀、指甲刀；到理发店理发要告诉理发师不要弄破你的皮肤；到消毒措施健全的美容店纹眉、纹身、穿耳洞；到消毒严格的诊所治疗牙病。

* 不要轻易接受输血和血液制品，在身体需要使用血液制品时，你有权要求医院出示血液制品的检查报告，以保证进入你身体的血液制品没有被艾滋病或其他传染病病毒污染。

* 对艾滋病患者的个人物品要定期消毒。在水中煮沸30分钟或用一般的消毒剂都可以杀灭艾滋病病毒。

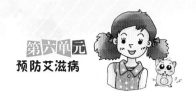
在预防艾滋病的宣传工作中，我们会从电视、报纸和网络中了解到，成年人使用安全套进行性活动能够预防艾滋病传播。安全套又称为避孕套，是供男性使用的，性交时套在男性的阴茎上。当它用于避免怀孕时，称为避孕套；用于预防艾滋病和性病的传播时，称为安全套。

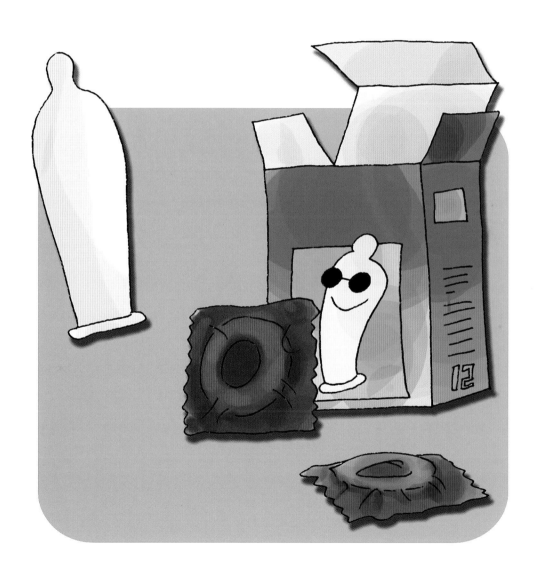

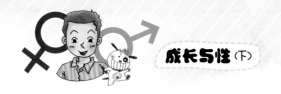

关爱艾滋病患者

　　艾滋病目前无法治愈，导致了人们对艾滋病的恐惧。感染了艾滋病病毒的人在人群中受到歧视，他们的孩子被同伴们拒绝在一起玩耍，成年人也断绝了与他们的来往。有的地方甚至出现当地人不允许他们进理发店理发，不卖肉和菜给他们的情况。这样使得一些感染了艾滋病病毒的人非常孤独痛苦，产生对生命的绝望。他们中的一些人便走入极端，杀害歧视他们的人，或者故意把艾滋病病毒传染给别人。

　　感染了艾滋病病毒的人需要社会的关心与帮助，他们被传染上艾滋病后，内心是非常痛苦的。他们知道自己的病不能治好，他们恐惧，害怕死亡，还要面对家人、朋友、邻居的不理解和歧视。他们被传染上艾滋病，有的人是因为性行为不检点，有的人是因为到医院使用了带有艾滋病病毒的血液或血液制品，有的孩子在母亲的肚子里就染上了艾滋病，无论他们是怎样被传染的，我们都应该给予他们同情，善待他们，尽自己的力量帮助他们。

　　每年的12月1日是世界艾滋病日。全世界感染了艾滋病病毒的人都需要社会的关爱和帮助。全世界的科学家都在努力工作，研究预防和治疗艾滋病的药物。许多国家和地区都成立了帮助艾滋病患者的组织，他们以红丝带为标记。

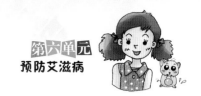

红丝带——防治艾滋病的象征

　　20世纪80年代末，人们视艾滋病为一种可怕的疾病。美国的一些艺术家社团发起了红丝带项目：以红丝带来默默悼念身边死于艾滋病的同伴，倡导尊重艾滋病病毒携带者和艾滋病病人的人权，推广预防艾滋病的社会公益活动。在一次世界艾滋病大会上，艾滋病病毒携带者和艾滋病病人呼吁人们的理解，一条长长的红丝带被抛向会场上空，支持者们将红丝带剪成小段，并用别针将折叠好的红丝带标志别在胸前。从此，红丝带成为艾滋病防治的象征，它象征着对艾滋病病毒携带者和艾滋病病人的关心和支持，象征着对生命的热爱和对平等的渴望，象征着用心来参与艾滋病防治工作。

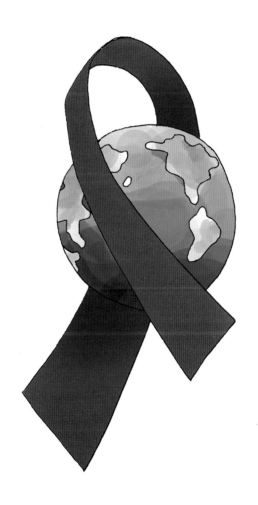

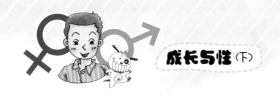
相关案例：

李某的妻子2001年因卖血被传染了艾滋病，她又将艾滋病传染给了自己的丈夫李某和两个孩子。2002年，李某和孩子被确诊感染了艾滋病。这一年，李某的妻子因患艾滋病去世。

在这个村子里，只有李某一家患艾滋病，村民们因为不了解艾滋病和艾

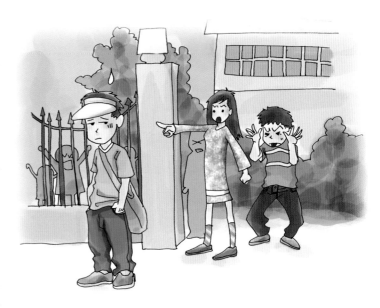

滋病的传播途径，对艾滋病非常恐惧。为此，他们疏远李某一家人，不与他有什么来往。村里的孩子见到李某的孩子，要么跑开，要么就围攻，父母和亲戚也和李某家不再来往，村民们还到乡政府反映，要求将李某一家隔离。李某生活在贫穷、孤独、被人冷落的环境中，对生活感到绝望。2003年4月，李某在一个早晨用菜刀连续杀死8人后，投井自杀。死亡的9个人来自5个家庭，这5个家庭都陷入了巨大的悲痛之中。

在这个案例中，如果村民了解艾滋病的传播途径，知道一般的接触不会传染艾滋病，对李某多一些关心，少一些歧视，李某或许就不会做出这样的事情来；如果李某的妻子不到非法采血的地方去卖血，就不会被传染上艾滋病；如果李某和妻子知道如何预防艾滋病，就不会将艾滋病传染给自己的孩子。所以，了解艾滋病，学会预防艾滋病，是减少悲剧发生的根本。

第七单元
珍爱生命 拒绝毒品

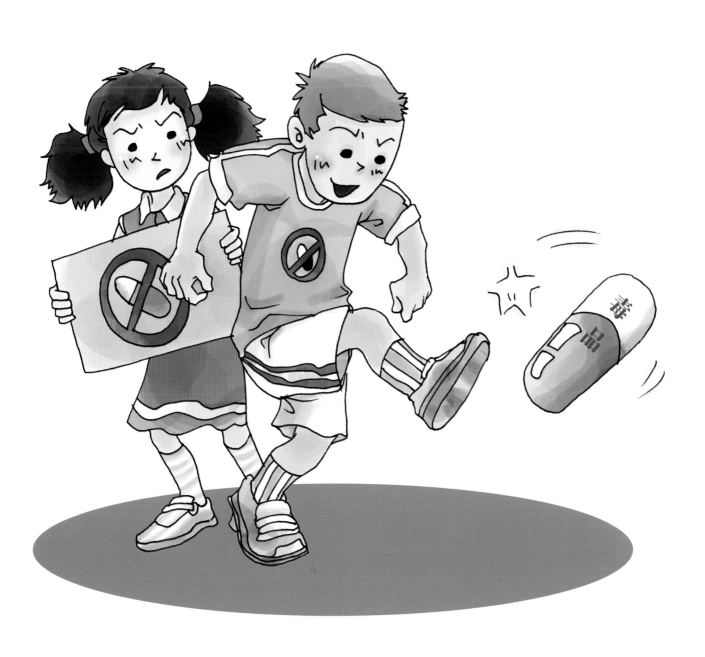

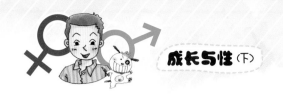

什么是毒品

毒品有200多种，它是对人的身体和精神有巨大毒害、能够使人产生成瘾性的物品，如果沾染上毒品，你的身体和精神都会对它产生极其强烈的依赖。鸦片、吗啡、海洛因、可卡因、大麻、冰毒、摇头丸等都是毒品，它们有些是从一些植物中提炼加工制成的，有些是用化学物质合成的。

毒品的形状和颜色各不相同。

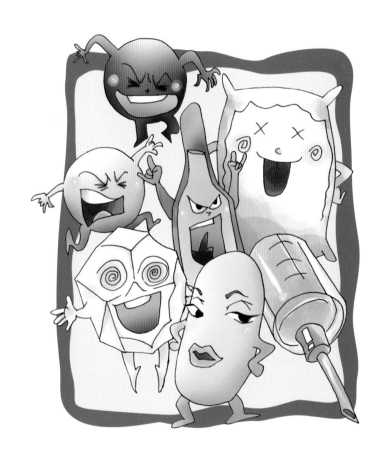

相关法律知识

根据《中华人民共和国刑法》的规定：毒品是指鸦片、海洛因、冰毒、吗啡、大麻、可卡因以及国家规定管制的其他能够使人形成瘾癖的麻醉药品和精神药品。

　　毒品为什么会使人上瘾呢？这是因为：正常人体自身会产生使人兴奋和快慰的物质如内啡肽，当吸毒后，毒品进入人体，复制了人体中的内啡肽，这些复制出来的内啡肽也会产生兴奋作用，给人带来快慰感，它们代替了人体自身产生的内啡肽，从而使人体正常产生内啡肽的功能受到抑制，不再产生内啡肽这类物质。当吸毒者戒毒时，人体内既没有自身产生的内啡肽，又没有毒品复制的内啡肽，人的生理和心理就会受到影响。因此吸毒者只好重新吸食毒品，给自己带来快慰。这就形成了人体对毒品的依赖性。

　　毒品形成生理和心理的依赖称为对毒品的成瘾。吸毒者毒瘾发作时，心理依赖表现为：情绪极度低落、极度烦躁、精神不振，甚至寻死。生理依赖表现为：流眼泪、流鼻涕、打哈欠，全身皮肤起鸡皮疙瘩，全身肌肉和骨头疼痛难忍，生不如死。

　　怀孕的母亲如果吸毒，她的孩子出生后对毒品也会成瘾。父母吸毒，孩子经常被动吸入毒品，一定时间后，孩子也会对毒品产生依赖。

　　吸毒者吸食毒品采用的方式主要有两种：一种是以烟雾的形式从鼻腔吸入，有的吸毒者将毒品放入香烟中，通过吸烟吸入毒品；另一种是以注射的方式吸毒。

　　以注射方式吸毒的人，如果使用了未经过消毒的注射器，或与别人共用一个注射器注射毒品，可能被传染艾滋病或其他传染病。

　　毒品本身是一种麻醉药品和精神药品，可以供需要的病人使用。但是，这类药物的使用要在医生的严格控制之下，在药店是不能买到这类药物的。

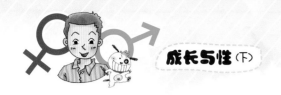

毒品对人的伤害

毒品对人造成的身体和心理的伤害都是巨大的。

身体伤害：吃饭和睡眠越来越少，逐渐消瘦，不注意个人卫生。服用毒品后，在短时间内可能出现兴奋，感觉飘飘若仙，随后可能会出现剧烈的头痛、恶心、呕吐等症状，吸毒过多会导致死亡。长期吸毒，身体会很快衰弱，全身抵抗力下降，容易被感染上各种疾病，甚至丧失了劳动力。

心理伤害：吸毒的青少年与同龄人的心理距离越来越大，他们知道吸毒意味着自己走向毁灭，但是他们不能控制自己。看着自己以前的同伴健康快乐、积极向上，正常的学习、生活和工作，他们会感到孤独、忧郁，看不到自己的前途，只求每天能够有一点毒品。为了能够满足对毒品的需要，他们可以卖掉家产，不顾年老体弱的父母和幼小的孩子，他们可以丧失理智，抢劫杀人，走上犯罪的道路。

即使他们想痛改前非，他们的身体和心理已经对毒品产生了依赖，毒品给他们带来的短暂愉悦使他们欲罢不能，戒掉毒品是非常困难的。

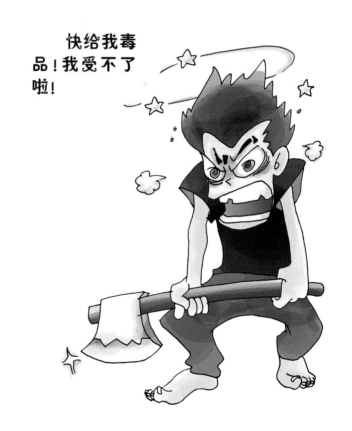

快给我毒品！我受不了啦！

禁　毒

每年的6月26日为国际禁毒日。

世界各国的领导人都非常重视禁毒的工作，贩卖毒品在世界各国都是违法的，所以毒品的买卖异常困难，导致毒品价格昂贵，这就为毒品贩卖带来了高额利润。在我国，大批贩卖毒品者聚集在云南边境地区，通过车辆运输、人体藏毒、邮寄等方式将毒品贩运到我国内地消费市场，进行毒品交易，从而获得金钱。加工、制造、运输、贩卖毒品，都是触犯国家法律的行为。

我国开展禁毒斗争已经很多年了，付出了巨大的代价，每年国家投入禁毒斗争的经费达数亿元。在与贩毒分子进行斗争的过程中，有许多公安、武警和海关等部门的工作人员献出了他们的生命。

相关法律知识

根据《中华人民共和国刑法》：

走私、贩卖、运输、制造毒品，无论数量多少，都应当追究刑事责任，予以刑事处罚。

利用、教唆未成年人走私、贩卖、运输、制造毒品，或者向未成年人出售毒品的，从重处罚。

引诱、教唆、欺骗或者强迫未成年人吸食、注射毒品的，从重处罚。

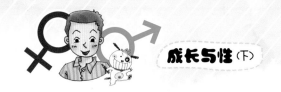

吸烟与毒品

烟草中有300多种化学成分，已经确知其中40多种为有毒物质，其中尼古丁为剧毒，40克可以致人死亡。

许多青少年走上吸毒的道路就是从吸烟开始的。他们认为吸烟是成熟的标志，是男性风度或女性魅力的体现，他们盲目模仿成年人的交往方式，认为吸烟是人际交往的需要。

贩卖毒品的人为了赚钱，引诱青少年吸毒，往往都是以香烟为诱饵，这些香烟不是一般普通香烟，而是含有毒品的成分，青少年抽了几次后，就会对这样的香烟上瘾，于是便向这些人购买，最后走上吸毒的不归路。

目前，青少年已经成为我国吸毒的主要人群。《2014年中国毒品形势报告》中显示，截至2014年底，全国35岁以下吸毒人群已经占在册吸毒人员总数的57.1%。在2014年新发现的48万名吸毒人员中，18岁以下的吸毒人员1.8万名，18～35岁吸毒人员占近7成。

我们了解了毒品，知道了毒品对身体和心理和危害，远离毒品，才能有健康快乐的人生！

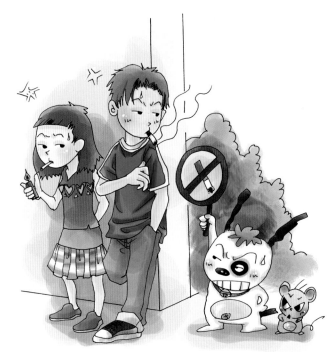

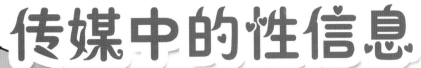

第八单元
传媒中的性信息

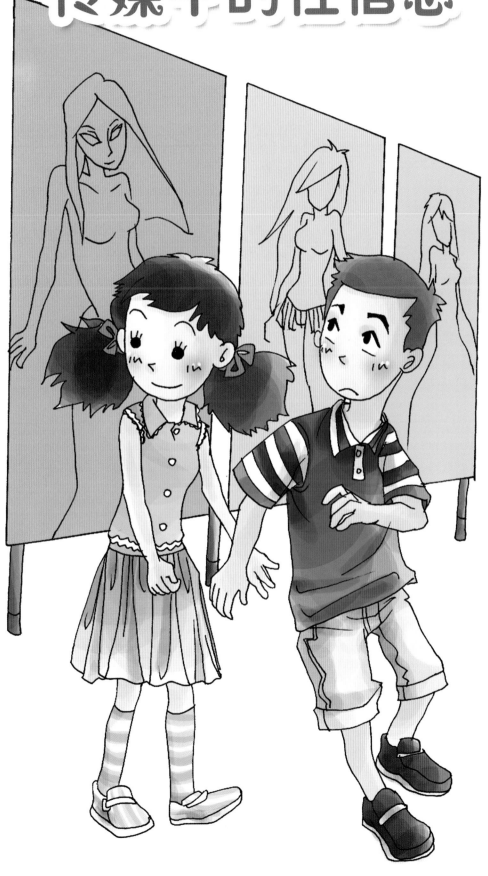

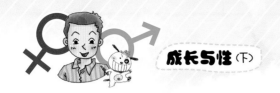
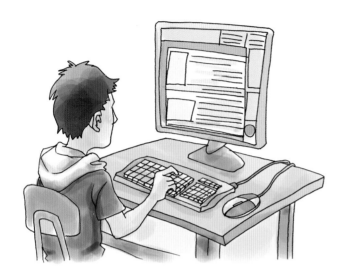

传媒是指传播信息的媒介，包括：网络、电视、电影、书刊等。从这些媒介中，我们可以了解到文化、教育、艺术、经济、体育、国防等各方面的信息。

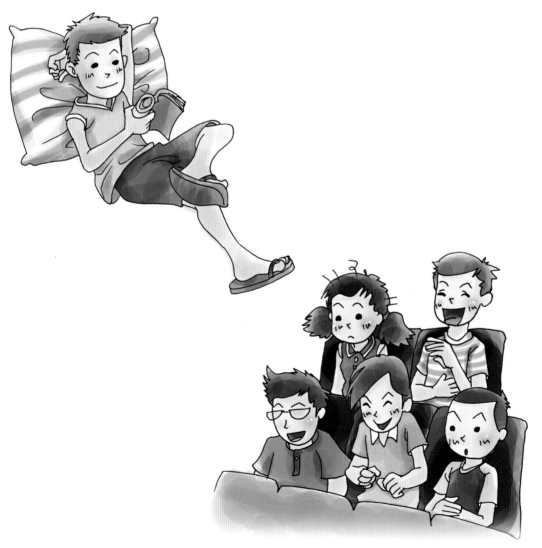

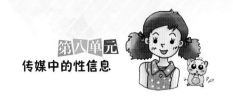

　　人类社会有男性和女性，男女两性之间健康的性行为是人类正常行为的一部分。

　　男性与女性的相互爱恋本身就有性的因素。男性喜欢女性，是因为女性具备了女性的性别特点，这些特点与男性不同，所以对男性产生了吸引力。女性同样如此。男女相爱能够使人们体验幸福与快乐。男女相爱是人类最美好的情感之一。成年人健康的性行为包含了爱、尊重、责任和法律的约束，男女两性的相爱和结合，使人类有了爱和生命的延续。

　　传媒中的许多内容是针对成年人的，很多的电影、电视和小说中，都有成年男女情感交流的描写，比如有接吻、拥抱、抚摸等，这些都是相互爱慕的成年人很正常的情感交流，不是色情和下流的。

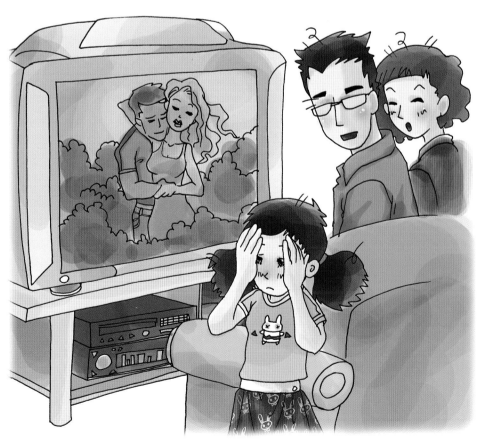

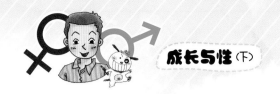

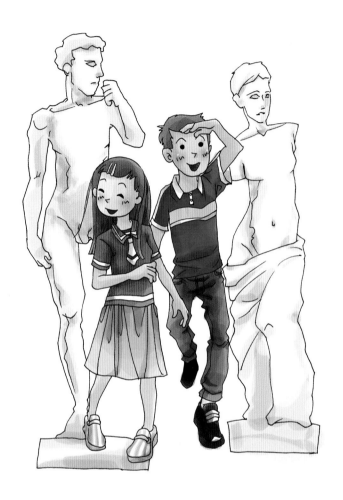

世界上任何一种美，我们都没有理由拒绝它。大自然在这个世界上创造了许多美好的事物和生灵，人体是大自然最杰出的作品。许多世界著名画家、雕塑家、文学家、诗人对人体的美和人类美好的爱情进行讴歌。在他们的作品中，有表现人体美的雕塑作品"大卫"、"断臂的维纳斯"，有以小说或诗歌的形式表现爱情的美好，如《少年维特之烦恼》等。这些作品是人类艺术的精华，用不同的艺术形式表现了人体的美、人性的美和人类情感的美，所以它们能够成为世界著名的文学和艺术作品，流传千古。一些孩子认为，有爱情描写的作品都是色情的，其实这些艺术作品与色情完全不是一回事。

色情与人类的性是紧密相连的。如果描写人的性活动不能体现人类性活动的社会性，而突出表现的是人的动物性，那么，这样的描写就是色情淫秽的。淫秽的色情描写以夸张的形式描写人的性器官或男女性器官交媾，突出表现了人的动物性的一面，以刺激人们的感官。处在青春期发育的青少年，如果接触了淫秽色情的书刊或电影，会控制不了自己身体内由于受到性刺激而产生的性冲动，做出伤害自己或他人的事情。

一些网站和网络游戏利用孩子对性好奇的心理，诱使孩子进入一些网页或游戏，给孩子传递色情的信息，这些信息对孩子的成长没有任何益处。

一些影视作品中，为了剧情的需要，有性犯罪和性暴力的描写，我们要学会辨别这些信息，不能盲目跟从，否则会走上犯罪的道路。

对于传媒中的性信息，那是发生在成年人世界中的性行为（接吻、拥抱等），是他们情感需要中的一部分，我们将来长大后，进入成年人的世界，也会经历这样的情感。但是，目前我们还是孩子，不要盲目模仿成年人，因为我们还不能对自己的行为负责。

相关案例：

曾经有三个读初中的男孩，因为在其中一个男孩家里看了色情片（VCD），无法抑制自己身体产生的性冲动，在一个僻静的小道上劫持了一个女孩，并强奸了她。女孩报案后，三个男孩被公安机关抓获，他们将在监狱中度过自己的青春期。他们一时的冲动，使自己的成长遭遇了重大的挫折。

相关法律知识：

根据《中华人民共和国刑法》的规定：淫秽物品是指具体描绘性行为或者露骨宣扬色情的诲淫性的书刊、影片、录像带、录音带、图片及其他淫秽物品。

有关人体生理、医学知识的科学著作不是淫秽物品。

包含有色情内容的有艺术价值的文学、艺术作品不视为淫秽物品。

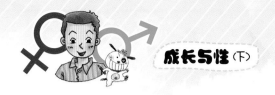

"性"是什么

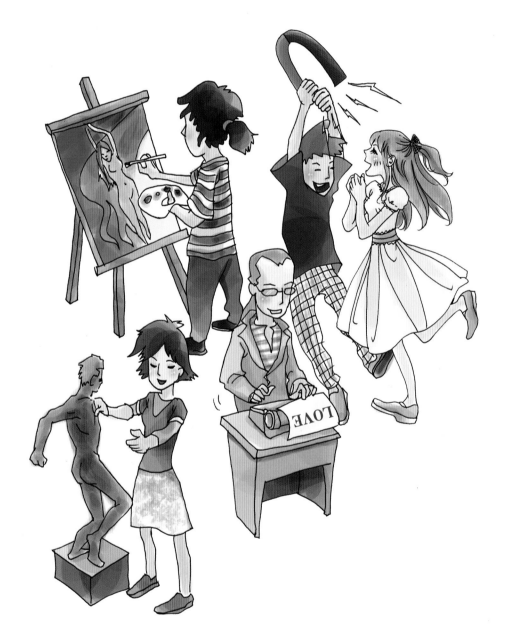

　　"性"是文学家、诗人、画家笔下永恒的主题。

　　"性"是人类正常的生理与心理的需要。

　　"性"是人们传播爱的一种形式，构建幸福家庭的一种责任，努力学习和工作的一种动力。

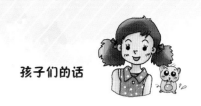

孩子们的话

"性教育是爱和生命的教育，是人们一生都需要接受的教育。原来我不懂，认为性是下流的，羞耻的。现在我懂了，没有性，地球上就没有了人语花香，如果人们早点接受性教育，就不会有艾滋病了。"

"性教育前，我以为亲嘴会怀孕，我以为和艾滋病病人干什么都容易传播，我以为同性恋是可耻的，是犯罪的。性教育课好得很，性教育Very Good，使我们懂得了很多，对性的法律有了深刻的了解，而且对我们成长有了重大的帮助，Thank you！胡医生，能多上几节性教育课吗？使我们懂的更多。"

"上性健康课前，我认为性就是那些不正当的男女关系。觉得非常下流，上了这种课后，我认识到了自己的身体、我的生命是怎么产生的，以及性病和性侵犯等。我已经能正确地、科学地面对性。胡医生，上了性教育课后，我已经能正确科学地认识和对待性了。对自己的身体及身体的变化也有了新的认识，谢谢胡医生。"

"我上性健康教育课之前，我对性的认识有：我是从母亲肚子里出来的；进母亲、父亲房间之前先敲门。上了性健康课后，我知道了什么是初恋、同学之间只能有什么关系、什么是遗精、月经是怎么回事、什么是艾滋病、什么是性病、什么是怀孕、怎么才会生孩子、什么是性犯罪，以及什么能做、什么不能做等。我想对胡老师说：我能在小学阶段遇到您这样的好老师我是想都没想过的，更没想到会上性教育这样的课，我十分谢谢您教给我许多的知识，我懂得了自我防御。"

"因为在上性教育以前，父母也曾对我说过一些，但非常模糊。上了课后，我对'性'的认识更加详细了，懂得自尊、自爱、自强，不像以前那样了，我非常感谢性教育课，它教给我了许多。性教育的开展教会了我们成熟和互相尊重，使我们受益匪浅，但我国还有许多孩子不明白这些，经常犯许多错误。我建议这种课应面向全世界开展，甚至列为正课。这次我们很幸运，因为遇到了胡老师这种老师，她不但很认真还很仔细，我非常感谢她！"

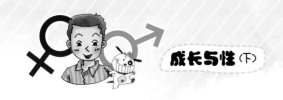

　　"学习了艾滋病相关知识后，我知道了长大成人后不应该随便和别人发生性关系；上了性教育后，我知道了孩子出生的经过；上了性教育后，我知道了性这个问题是很正常的；上了性教育后，我觉得对我们很有帮助，比如说怎样保护自己，怎样预防艾滋病。"

　　"上性教育课前，我认为性神秘又可怕，一谈到性，就有羞耻之感，自从听了胡医生性教育课后，我懂得了很多性知识，觉得性十分正常，我还觉得性教育是一种值得推广的学科！我觉得性教育让我了解了自己的身体、心理，懂得怎样防范，我十分感谢胡医生的教育，在社会上还有很多人不懂这些而因此犯法或被侵犯，由此我希望能把此科目转为正课，不只是我个人，我想许多同学都很愿意，在这个课里，我们能讲心里话，没有人会责备我们，我十分喜欢此课！顺便说一下胡医生，她是个好老师、好医生！"

　　"之前我觉得性很恶心，神秘，不太了解，听到别人说会觉得很羞耻。我上了性教育课后，性不再神秘、恶心，我能用科学态度对待。我认识了性病及艾滋病，知道今后应该如何保护自己。认识了性法律，知道哪些应该报案，知道了被性侵犯后，应该怎么做。我认为性教育课应该推广，让更多的人来了解性，以后就会少了很多悲剧。"

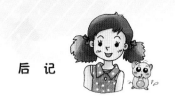

后 记

　　2001年至2005年，我在成都外国语学校附属小学为孩子们讲解性健康教育课程。为了让孩子们能够形象地理解我讲解的内容，我将文字变成图形，在上课的时候作为教学辅助。在请画师画图的过程中，我要求画师不仅要科学表达相关知识，还要表达出情感和人文关怀。在课堂里使用这些图画后，我还会了解孩子们从这些图画中看到了什么，当孩子们对某一幅图画的理解与我初衷不相符时，我会让画师修改……这样的折腾持续了三年。

　　当我在小学里为孩子们讲解性健康课堂时，心里萌生了三个愿望：愿望一，每一个孩子都能够接受性健康教育；愿望二，有一本孩子自己能够看懂的性教育书，他们不再去向那些一接触到性话题就感觉尴尬的成年人提出性问题；愿望三，有一本父母和孩子可以共读的性教育书，让父母回答孩子的性问题时不再尴尬。于是，我有了将课堂内容变成书的想法。2004年，在科学出版社的支持下，《成长与性》出版了，当年用于教学的那些图画，成为了这套书的主角。这套书满足了我的三个愿望，载着我的课堂，走进了千家万户。

　　十五年来，我在全国各地为孩子们开展性健康教育课堂，《成长与性》成为了我创立的"善解童贞孩子性健康教育课堂体系"的教材。现在，善解童贞讲师团在全国各地为孩子们开展性健康教育课堂，每个月的受益人数达到上千人。《成长与性》帮助了越来越多的孩子走出性的困惑。

　　考虑到孩子年龄阶段不同，性教育的"度"应该不同，所以，我将《成长与性》分为了上下两册，便于不同年龄阶段的孩子阅读。《成长与性》出版后，也经历了几次文字修改，每一次修改都是基于我的进步与成熟，这一次的修订希望《成长与性》更加完美，能够帮助到更多的人！

　　在此，感谢所有帮助和支持我的人！

2016年3月　于深圳